CT 快速入门丛书

中国科学院科学出版基金资助出版

胸部 CT 诊断

主　审　贺　文　张国桢
主　编　赵丽琴　李　铭
副主编　郭小超　高　艳　董　诚　李剑颖

科学出版社
北　京

内 容 简 介

本书从胸部 CT 检查技术、影像解剖、基本征象的识别入手，对胸部常见疾病的 CT 诊断进行了简明扼要的阐述。本书编写形式新颖、内容简单明了，影像图和模式图直观地反映了胸部疾病的 CT 特征，内容注重基础与应用结合、影像与临床结合、系统与局部结合。

本书适合影像科和呼吸内科及心胸外科低年资医师参考阅读。

图书在版编目（CIP）数据

胸部CT诊断 / 赵丽琴，李铭主编. —北京：科学出版社，2017.9
（CT快速入门丛书）
ISBN 978-7-03-054050-8

Ⅰ.胸… Ⅱ.①赵… ②李… Ⅲ.胸腔疾病—计算机X线扫描体层摄影—诊断 Ⅳ.R816.4

中国版本图书馆CIP数据核字（2017）第182687号

责任编辑：马晓伟 高爱英 / 责任校对：何艳萍
责任印制：霍 兵 / 封面设计：吴朝洪

科学出版社 出版
北京东黄城根北街 16 号
邮政编码：100717
http://www.sciencep.com
北京九天鸿程印刷有限责任公司印刷
科学出版社发行 各地新华书店经销
*

2017 年 9 月第 一 版 开本：787×1092 1/32
2025 年 1 月第十三次印刷 印张：5
字数：125 000

定价：39.00 元

（如有印装质量问题，我社负责调换）

《CT快速入门丛书》编委会

编　委（按姓氏笔画排序）

王志群[1]　王玲玲[*]　王霄英[2]　邢　艳[3]　刘　斌[4]　刘文亚[3]
刘爱连[5]　杜祥颖[6]　李　铭[7]　李小虎[4]　李坤成[6]　李剑颖[*]
张　璋[8]　张云亭[8]　张丽娜[5]　张国桢[7]　严福华[9]　陈克敏[9]
沈　云[*]　汪　芳[10]　汪禾青[5]　林晓珠[9]　罗娅红[11]　周　诚[12]
赵丽琴[13]　赵雪松[9]　贺　文[13]　段　青[14]　贾永军[15]　徐文坚[16]
徐学勤[9]　郭　英[*]　郭　铁[12]　郭小超[2]　高　艳[6]　唐　磊[17]
崔久法[16]　蒋　炯[*]　董　诚[16]　董　越[11]　薛蕴菁[14]

编委单位

1 北京中医药大学东方医院
2 北京大学第一医院
3 新疆医科大学第一附属医院
4 安徽医科大学第一附属医院
5 大连医科大学附属第一医院
6 首都医科大学宣武医院
7 复旦大学附属华东医院
8 天津医科大学总医院
9 上海交通大学医学院附属瑞金医院
10 宁夏回族自治区人民医院
11 辽宁省肿瘤医院
12 北京医院
13 首都医科大学附属北京友谊医院
14 福建医科大学附属协和医院
15 陕西中医药大学附属医院
16 青岛大学附属医院
17 北京大学肿瘤医院
* GE 医疗中国 CT 影像研究中心

《胸部CT诊断》编写人员

主　审

贺　文　首都医科大学附属北京友谊医院

张国桢　复旦大学附属华东医院

主　编

赵丽琴　首都医科大学附属北京友谊医院

李　铭　复旦大学附属华东医院

副主编

郭小超　北京大学第一医院

高　艳　首都医科大学宣武医院

董　诚　青岛大学附属医院

李剑颖　GE 医疗中国 CT 影像研究中心

编　者　（按姓氏笔画排序）

孙奕波　上海交通大学医学院附属仁济医院

高　丰　复旦大学附属华东医院

绘　图

黄伟年　深圳市龙岗中心医院

《CT快速入门丛书》序

作为一位世纪老人，一名有幸能与北美放射学会（RSNA，始建于 1915 年）同龄的放射学工作者，我非常荣幸地见证了医学影像学百年以来的发展历程与脚步。

近一个世纪，放射学界经历了无数激动人心的时刻，产生了很多具有跨时代意义的发明创造，已经成为临床医学中发展最快的学科。这些发明正在以前所未有的速度改变着医学影像者的工作方式，同时极大地影响了整个医疗行业的发展。然而在诸多具有历史意义的技术革新中，CT（computed tomography）的问世毫无疑问是一个里程碑。

自亨斯菲尔德先生于 1972 年发明世界上第一台 CT 机起，计算机体层显像技术就成为医学影像界的焦点。在海内外同仁的共同努力下，经过几十年的发展，CT 从当年的旋转平移式发展成今天的多排螺旋式。第一代 CT 机起初只能对头部进行成像，接下来又经历了体部及全身成像、快速成像、心血管成像及能量成像等发展阶段，使影像诊断工作从早期基于解剖形态的单一模式发展成如今基于形态、功能的多参数诊断模式。CT 技术早已被广大医疗同行认可，并日趋成为现代医学诊断技术中不可或缺的中坚力量。

1979 年，在我担任北京医院放射科主任期间，北京医院引进了国内第一台全身 CT 机，由此我有幸成为国内同行中第一个“吃螃蟹”的人。为了能与广大同仁分享自己的经验，我们于 1985 年编写了国内最早的 CT 专著之一——《临床体部 CT 诊断学》，之后又在该书的基础上进行扩充形成了《临床 CT 诊断学》。正如我之前所说，医学影像学的发展速度是惊人的，CT 技术的更新换代也是日新月异的，这两本书已经不能满足目前 CT 工作的需要。并且，对本专业刚入门的年轻人来说，浩如烟海的知识和信息会使他们觉得眼花缭乱、无从下手。令人欣慰的是，《CT 快速入门丛书》作为一套初级宝典，为引领新人入门提供了一条捷径。该丛书按人体部位（颅脑和头颈部、胸部、消化系统、泌尿生殖系统、骨关节肌肉系统、心血管系统）及从技术与临床的角度进行分册，以最新且全面的 CT 知识为框架，以生动的病例为基础，深入浅出地为初学者讲述临床中最常见、最重要疾病的一般表现，使年轻医生能够全面、系统、有的放矢地进行学习。该丛书汇集了大量的影像图、简约线条图及示意图，以方便读者理解和记忆。

最后，衷心感谢为编写该丛书而辛勤付出的青年学者，是他们用临床工作中摸索出的经验和体会为后来人点燃了一盏引航明灯。在此，由衷希望《CT 快速入门丛书》的出版能和祖国放射医学界年轻人的培养教育工作相辅相成、相得益彰。

北京医院放射科　教授

李果珍

2017 年 3 月 9 日

前　言

本书为《CT 快速入门丛书》的胸部分册，主要面向影像专业实习医生、低年资影像科医生及各临床相关科室的医生。

本书第 1 章胸部 CT 检查技术部分，除了展示与临床检查技术密切相关的基础知识外，还加入了当前一些新技术和研究热点，包括能谱 CT 和低剂量 CT，为读者了解相关新进展提供了信息。

同病异影、同影异病是影像的特点之一。本书第 2 章重点介绍了基本病变的 CT 表现及征象识别，从胸部基本病变的 CT 表现及征象识别着手，力求通过影像图、线条图生动、形象地展示胸部各基本病变的 CT 特点。

本书第 3 章至第 11 章从纵向角度重点介绍了胸部常见病、多发病的 CT 表现、鉴别诊断，通过重点提醒及知识拓展，可以使读者对胸部疾病的影像诊断有一个全面、完整的认识，避免影像科医生变成单纯“看图说话”的机械医生，各论与总论相辅相成。

全书每一部分的写作，均是对编者的巨大挑战。本书不求大而全，而是选择更加适合本书读者的临床常见病、多发病，避免了“大本书”的缩小版；在充分参阅国内外相关资料的基础上，力图通过影像图、线条图清晰地表述疾病的征象，使内容更通俗易懂，以帮助初学者更好、更快地掌握胸部常见病、多发病的 CT 征象。

由于编者水平有限，书中缺点、错误在所难免，望广大读者不吝赐教。

首都医科大学附属北京友谊医院　赵丽琴
复旦大学附属华东医院　李　铭

2017 年 5 月

目　　录

第 1 章

胸部 CT 检查技术

第一节　胸部CT检查适应证

胸部 CT 检查适应证见表 1-1。

表 1-1　胸部 CT 检查适应证

适应证	推荐检查方案	说明
孤立性肺结节的评价	CT 平扫 + 增强	直径 < 8mm 磨玻璃密度结节推荐平扫
肺结节随访	低剂量 CT 平扫	
肺癌分期	CT 增强	TNM 分期
发热待查	CT 平扫，必要时增强	鉴别肿瘤性发热
肺部炎症	CT 平扫	X 线胸片首选
肺部感染性病变	CT 平扫，必要时增强	如结核、真菌，后者可加扫俯卧位 CT
肺脓肿	CT 平扫 + 增强	
慢性阻塞性肺疾病	高分辨率 CT	合并小气道病变时可加扫呼气相
肺间质疾病	高分辨率 CT	
纵隔病变	CT 平扫 + 增强	
胸膜病变	CT 平扫，必要时增强	鉴别良恶性胸膜病变
胸部外伤	CT 平扫，必要时增强	
胸壁疾病	CT 平扫，必要时增强	
胸部术后	CT 增强	肿瘤复发、术后并发症评价
肺栓塞	CT 增强	薄层扫描
肺动静脉畸形	CT 增强	
胸主动脉疾病	CT 增强	主动脉夹层、动脉瘤、主动脉穿透性溃疡及主动脉壁内血肿

第二节　胸部CT检查流程

胸部 CT 检查流程见图 1-1。

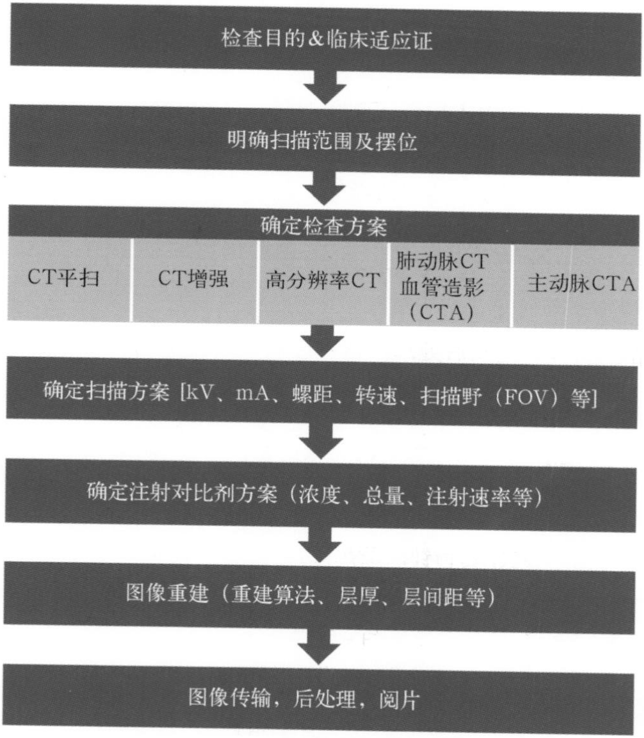

图 1-1　胸部 CT 检查流程

第三节　胸部CT检查推荐扫描方案

一、CT　平　扫

1. 检查前准备　嘱患者用力咳嗽，排出呼吸道分泌物。

2. 扫描方案

（1）范围：胸廓入口至双侧肾上腺。

（2）摆位：仰卧位，头先进，双臂上举置于头顶。足侧至头侧扫描（减轻双下肺呼吸运动伪影的干扰）。

（3）参数：管电压 120kV，球管电流 250 ～ 300mA（推荐自动曝光控制技术），FOV 36 ～ $40cm^2$。层厚 5mm，层距 5mm，螺距 0.984。

（4）图像重建及后处理：重建层厚 1 ～ 1.5mm，间隔 1mm。后处理主要为多平面重组（MPR）和最大密度投影（MIP）。

二、CT　增　强

1. 检查前准备

（1）18 ～ 22G 套管针肘前静脉穿刺。

（2）嘱患者用力咳嗽，排出呼吸道分泌物。

2. 扫描方案

（1）范围：胸廓入口至双侧肾上腺。

（2）摆位：仰卧位，头先进，双臂上举置于头顶。足侧至头侧扫描（减轻双下肺呼吸运动伪影的干扰）。

（3）对比剂注射：使用高压注射器，碘浓度 300～320mgI/ml，用量 80 ～ 100ml，注药速度 3 ～ 4ml/s，0.9% 氯化钠注射液 20 ～ 30ml。扫描触发时间为注药后 30 ～ 35s 开始动脉期扫描，55 ～ 60s 开始静脉期扫描。

（4）参数：管电压 120kV，球管电流 250 ～ 300mA（推荐自动曝光控制技术），FOV 36 ～ 40cm^2。层厚 5mm，层距 5mm，螺距 0.984。

（5）图像重建及后处理：重建层厚 1 ～ 1.5mm，间隔 1mm。后处理主要为 MPR 和 MIP。

三、高分辨率 CT（HRCT）

1. *检查前准备*　嘱患者用力咳嗽，排出呼吸道分泌物。

2. *扫描方案*

（1）范围：胸廓入口至双侧肾上腺。肺弥漫性病变可选取部分层面（主动脉弓、右上叶支气管开口、支气管分叉、右中叶支气管开口、右下静脉干及肺底膈上约 2cm）。

（2）摆位：仰卧位，头先进，双臂上举置于头顶。足侧至头侧扫描（减轻双下肺呼吸运动伪影的干扰）。

（3）参数：管电压 120kV，球管电流 250 ～ 300mA（推荐自动曝光控制技术），尽可能小的 FOV。层厚 5mm，层距 5mm，螺距 0.984。

（4）图像重建及后处理：重建层厚 1.25mm，间隔 1.25mm，高空间分辨率算法。

四、肺动脉 CTA

1. *检查前准备*　18 ～ 22G 套管针肘前静脉穿刺。

2. *扫描方案*

（1）范围：肺尖至肺底。

（2）摆位：仰卧位，头先进，双臂上举置于头顶。足侧至头侧扫描（减轻双下肺呼吸运动伪影的干扰）。

（3）对比剂注射：使用高压注射器，碘浓度 350 ～ 370mgI/ml，用量 30 ～ 50ml，注药速度 4 ～ 5ml/s，0.9% 氯化钠注射液 20 ～ 30ml。扫描触发时间采用小剂量预注射或动态追踪方法，一般延迟时间为

7 ～ 10s。

（4）参数：管电压 120kV，球管电流 250 ～ 300mA（推荐自动曝光控制技术），FOV 36 ～ 40cm²。层厚 5mm，层距 5mm，螺距 1.375。

（5）图像重建及后处理：重建层厚 1.0 ～ 1.5mm，间隔 1.0mm。后处理方式主要为 MPR 和 MIP。

第四节　胸部CT新技术应用

一、肺　栓　塞

目前肺动脉 CTA 是诊断肺栓塞的重要手段，但对于肺动脉远端细小分支的栓子诊断敏感性较低，而且也无法定量评估肺实质血流灌注情况。

能谱 CT 可通过物质分离技术，依靠碘分布情况来监测肺内血流灌注状态，早期准确发现异常灌注缺损区，可提高对微小栓子的检出能力。能谱 CT 还可以对肺实质血流灌注进行定量分析，从解剖形态、血流功能等方面对肺栓塞的程度、范围、肺灌注改变、治疗监测及预后判断等进行综合评估。

二、肺及纵隔占位性病变

利用能谱 CT 所提供的虚拟平扫图像和基物质图检测钙化并测量占位性病变的强化值可以帮助定性诊断，减少患者所接受的辐射剂量。

目前肿瘤放化疗疗效评价主要依据实体肿瘤治疗反应评价标准（response evaluation criteria in solid tumor，RECIST）来判断，单纯使用肿瘤大小变化进行评价，对于疗效预测的准确度具有很大的局限性。能谱 CT 通过多参数成像，可以对病灶中的碘含量进行定量测量，真实反映肿瘤的血供情况，对肿瘤的疗效评估提供定量指标，指导临床治疗。

三、血管的优化显示

利用能谱 CT 提供的单光子（低千电子伏）图像可以改善细小血管的显示，有助于肺动静脉畸形患者术前和术后评估。这种方法可以增加血管与周围组织的密度差别，提高血管成像质量。

四、肺通气成像

利用氙气作为对比剂吸入后进行能谱 CT 成像可用于评价慢性阻塞性肺疾病、支气管闭锁及哮喘患者的肺通气功能。

五、低剂量 CT

随着 CT 成像技术的进步及 CT 重建技术的发展，特别是迭代重建技术的发展，CT 检查的辐射剂量逐渐降低。迭代重建联合低千伏峰值（kVp）或低千电子伏（keV）扫描，可在降低辐射剂量的同时，进一步降低增强扫描对比剂的用量，实现“双低”CT 成像。

由于含气肺组织与周围结构存在天然对比，CT 在胸部的应用本身就具有天然的优势。随着能谱 CT 的出现及迭代重建技术的发展，CT 胸部成像已经从原来单纯的解剖学影像，转变为解剖加功能的多参数、多信息影像，辐射剂量也较传统 CT 检查有所降低。虽然现阶段该领域的相关应用还有待深入研究和总结，但我们相信 CT 将在胸部疾病的诊断、治疗及预后评估等方面得到越来越广阔的推广及应用。

（郭小超　李剑颖）

第 2 章

胸部 CT 入门基础

第一节　正常胸部CT解剖

一、经肺尖的横断层面（图 2-1）

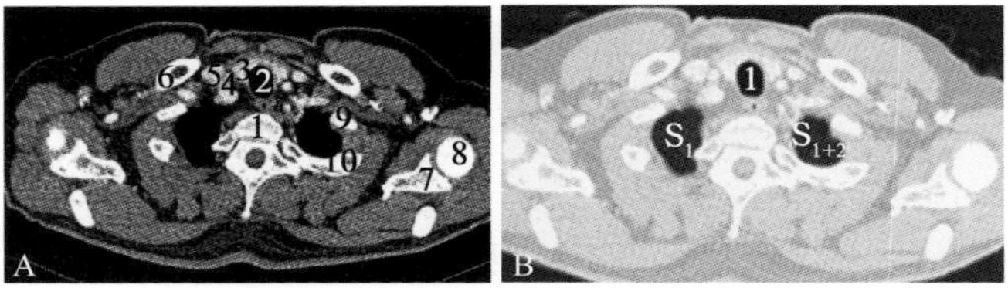

图 2-1　经肺尖的横断层面 CT 成像

A. 纵隔窗：1. 第 1 胸椎椎体；2. 气管；3. 甲状腺；4. 颈总动脉；5. 颈内静脉；6. 锁骨；7. 肩胛骨；8. 肱骨头；9. 第 1 肋骨；10. 第 2 肋骨。B. 肺窗：S_1. 尖段；S_{1+2}. 尖后段；1. 气管

二、经第 2 胸椎椎体的横断层面（图 2-2）

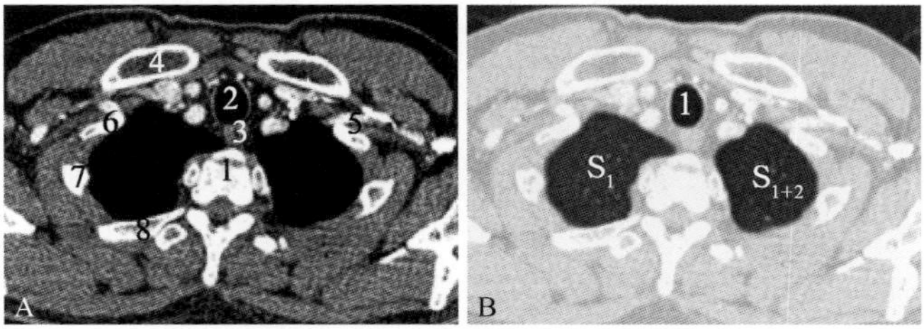

图 2-2　经第 2 胸椎椎体的横断层面 CT 成像

A. 纵隔窗：1. 第 2 胸椎椎体；2. 气管；3. 食管；4. 锁骨；5. 锁骨下动脉；6. 第 1 肋骨；7. 第 2 肋骨；8. 第 3 肋骨。B. 肺窗：S_1. 尖段；S_{1+2}. 尖后段；1. 气管

三、经颈静脉切迹的横断层面（图 2-3）

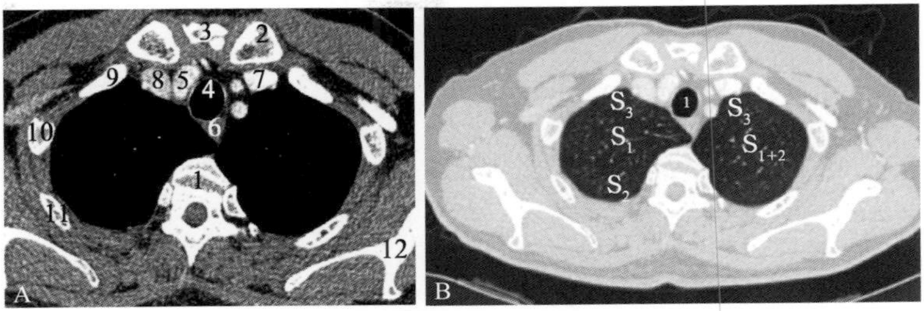

图 2-3　经颈静脉切迹的横断层面 CT 成像

A. 纵隔窗：1. 第 2、3 胸椎间盘；2. 锁骨；3. 胸骨；4. 气管；5. 头臂干；6. 食管；7. 左头臂静脉；8. 右头臂静脉；9. 第 1 肋骨；10. 第 2 肋骨；11. 第 3 肋骨；12. 肩胛骨。B. 肺窗：S_1. 尖段；S_2. 后段；S_3. 前段；S_{1+2}. 尖后段；1. 气管

四、经胸肋结合上缘的横断层面（图 2-4）

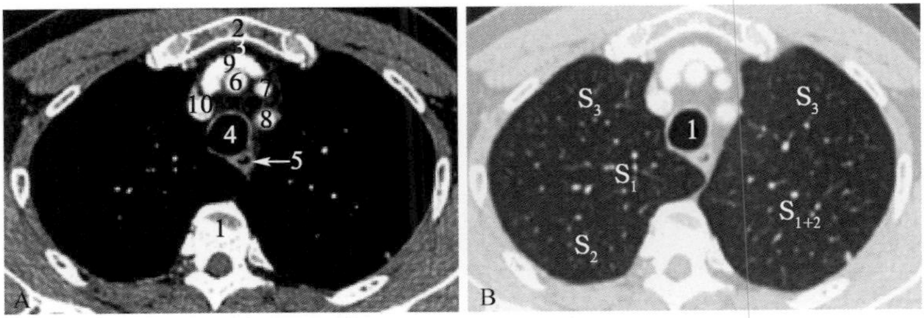

图 2-4　经胸肋结合上缘的横断层面 CT 成像

A. 纵隔窗：1. 第 4 胸椎椎体；2. 胸骨柄；3. 血管前间隙；4. 气管；5. 食管；6. 头臂干；7. 左颈总动脉；8. 左锁骨下动脉；9. 左头臂静脉；10. 右头臂静脉。B. 肺窗：S_1. 尖段；S_2. 后段；S_3. 前段；S_{1+2}. 尖后段；1. 气管

五、经主动脉弓的横断层面（图 2-5）

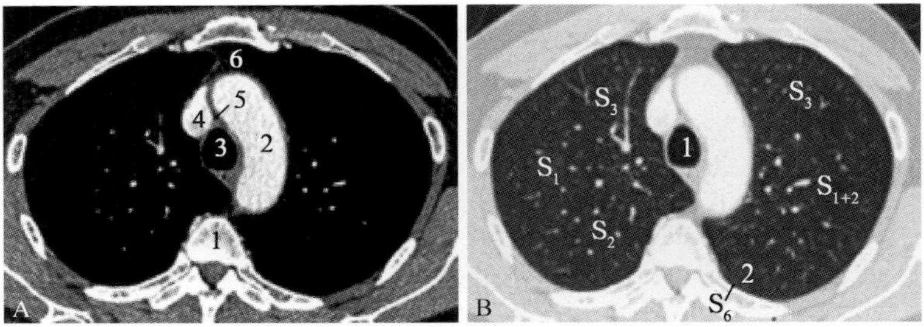

图 2-5　经主动脉弓的横断层面 CT 成像

A. 纵隔窗：1. 第 4 胸椎椎体；2. 主动脉弓；3. 气管；4. 上腔静脉；5. 气管前腔静脉后间隙；6. 胸骨后间隙。B. 肺窗：S_1. 尖段；S_2. 后段；S_3. 前段；S_{1+2}. 尖后段；S_6. 左肺下叶背段；1. 气管；2. 斜裂胸膜

六、经主动脉肺动脉窗的横断层面（图 2-6）

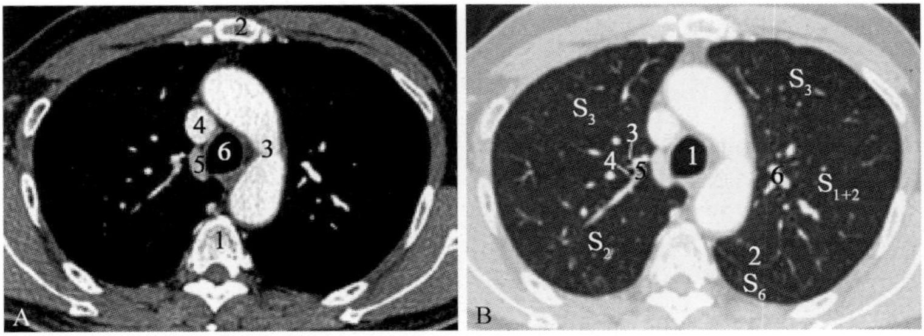

图 2-6　经主动脉肺动脉窗的横断层面 CT 成像

A. 纵隔窗：1. 第 5 胸椎椎体；2. 胸骨角；3. 主动脉弓下缘；4. 上腔静脉；5. 奇静脉弓；6. 气管。B. 肺窗：S_2. 后段；S_3. 前段；S_{1+2}. 尖后段；S_6. 左肺下叶背段；1. 气管；2. 左肺斜裂胸膜；3. 右肺上叶前段支气管；4. 右肺上叶尖段支气管；5. 右肺上叶尖段动脉；6. 左肺上叶尖后段动脉

七、经气管杈的横断层面（图 2-7）

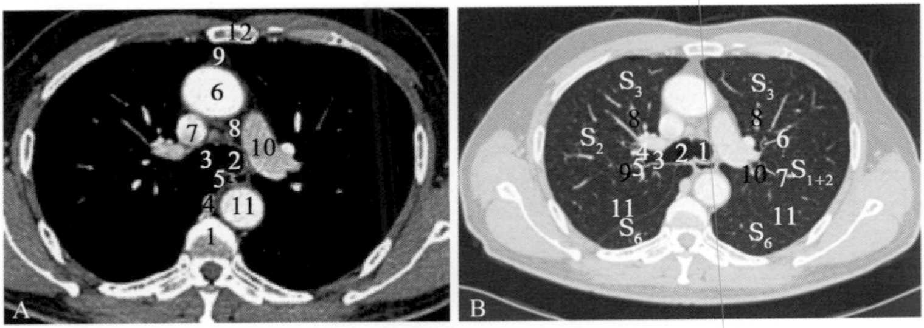

图 2-7　经气管杈的横断层面 CT 成像

A. 纵隔窗：1. 第 5 胸椎椎体；2. 左主支气管；3. 右主支气管；4. 奇静脉；5. 食管；6. 升主动脉；7. 上腔静脉；8. 气管前间隙；9. 血管前间隙；10. 肺动脉干；11. 胸主动脉；12. 胸骨。B. 肺窗：S_2. 后段；S_3. 前段；S_6. 左肺下叶背段。S_{1+2}. 尖后段；1. 左主支气管；2. 右主支气管；3. 右肺上叶支气管；4. 右肺上叶前段支气管；5. 右肺上叶后段支气管；6. 左肺上叶前段支气管；7. 左肺上叶尖后段支气管；8. 右肺上叶前段动脉；9. 右肺上叶后段动脉；10. 左肺上叶尖后段动脉；11. 斜裂胸膜

八、经肺动脉杈的横断层面（图 2-8）

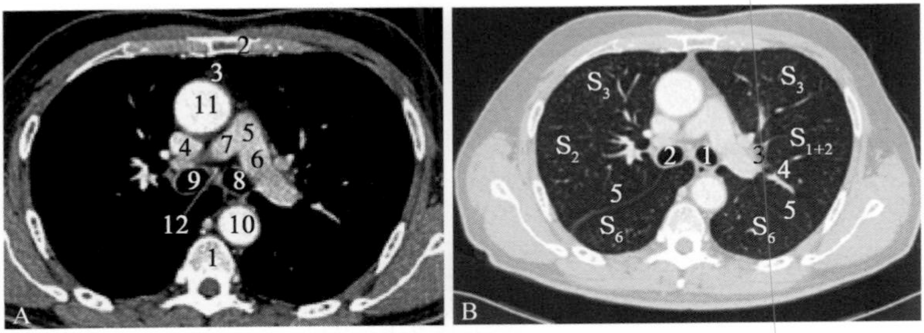

图 2-8　经肺动脉杈的横断层面 CT 成像

A. 纵隔窗：1. 第 6 胸椎椎体；2. 胸骨；3. 血管前间隙；4. 上腔静脉；5. 肺动脉干；6. 左肺动脉；7. 右肺动脉；8. 左主支气管；9. 右主支气管；10. 胸主动脉；11. 升主动脉；12. 隆突下间隙。B. 肺窗：S_2. 后段；S_3. 前段；S_6. 左肺下叶背段。S_{1+2}. 尖后段；1. 左主支气管；2. 右主支气管；3. 左肺上叶前段支气管；4. 左肺上叶尖后段支气管；5. 斜裂胸膜

九、经左肺上叶支气管的横断层面（图 2-9）

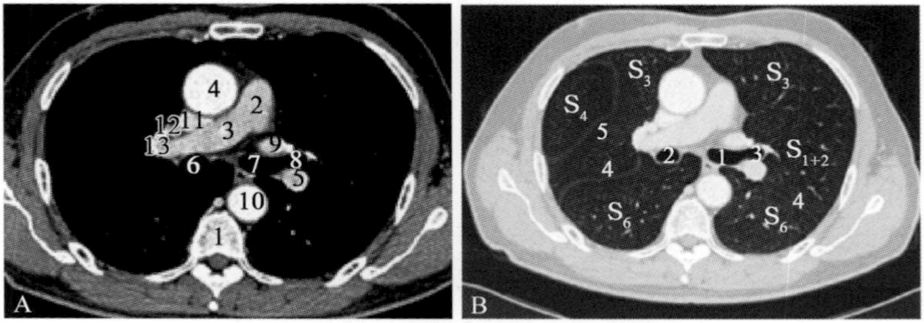

图 2-9　经左肺上叶支气管的横断层面 CT 成像

A. 纵隔窗：1. 第 6 胸椎椎体；2. 肺动脉干；3. 右肺动脉；4. 升主动脉；5. 左肺动脉；6. 右主支气管；7. 左主支气管；8. 左肺上叶支气管；9. 左上肺静脉；10. 胸主动脉；11. 上腔静脉；12. 右肺上叶静脉；13. 右肺叶间动脉。B. 肺窗：S_3. 前段；S_4. 右肺中叶外侧段；S_6. 下叶背段；S_{1+2}. 尖后段；1. 左主支气管；2. 右主支气管；3. 左肺上叶支气管；4. 斜裂胸膜；5. 水平裂

十、经主动脉窦的横断层面（图 2-10）

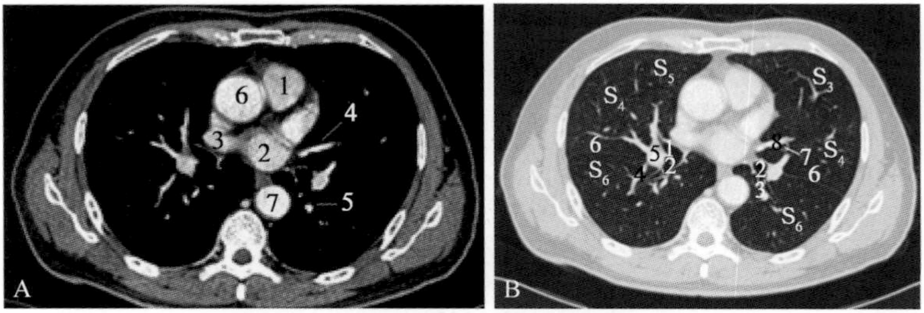

图 2-10　经主动脉窦的横断层面 CT 成像

A. 纵隔窗：1. 右心室；2. 左心房；3. 右上肺静脉；4. 左上肺静脉；5. 左下肺静脉；6. 升主动脉；7. 胸主动脉。B. 肺窗：S_3. 前段；S_4. 中叶外侧段（右肺中叶）/ 上舌段（左肺上叶）；S_5. 右肺中叶内侧段；S_6. 下叶背段；1. 右肺中叶支气管；2. 下叶支气管；3. 下叶背段支气管；4. 下叶背段动脉；5. 右肺叶间动脉；6. 斜裂；7. 左肺舌段支气管；8. 左上肺静脉

十一、经左、右下肺静脉的横断层面（图 2-11）

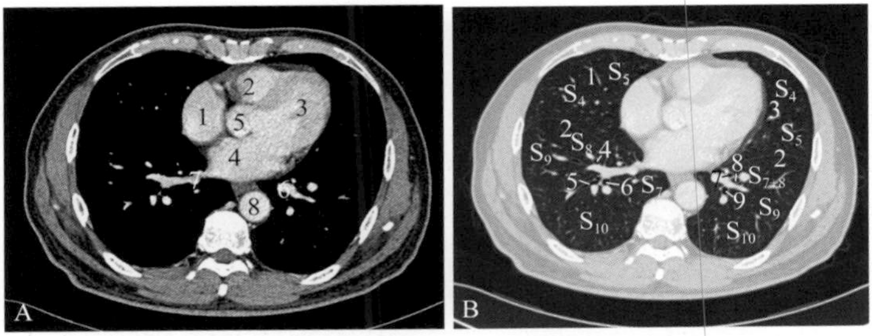

图 2-11　**经左、右下肺静脉的横断面层面 CT 成像**

A. 纵隔窗：1. 右心房；2. 右心室；3. 左心室；4. 左心房；5. 主动脉窦；6. 左下肺静脉；7. 右下肺静脉；8. 胸主动脉。B. 肺窗：S_4. 右肺中叶外侧段 / 左肺上舌段；S_5. 右肺中叶内侧段 / 左肺下舌段；S_7. 右肺下叶内基底段；S_8. 右肺下叶前基底段；S_9. 外基底段；S_{10}. 后基底段；S_{7+8}. 左肺下叶前内基底段；1. 肺段静脉；2. 斜裂；3. 舌段静脉；4. 右肺下叶前基底段支气管；5. 右肺下叶外侧基底段支气管；6. 右肺下叶后基底段支气管；7. 左肺下叶前内基底段支气管；8. 左肺下叶外基底段支气管；9. 左肺下叶后基底段支气管

十二、经四腔心的横断层面（图 2-12）

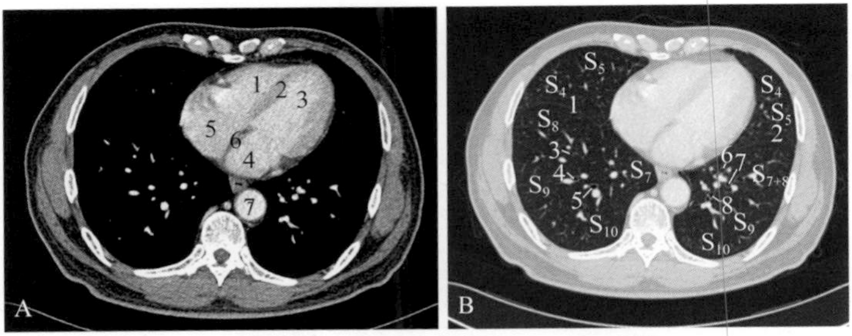

图 2-12　**经四腔心的横断层面 CT 成像**

A. 纵隔窗：1. 右心室；2. 室间隔；3. 左心室；4. 左心房；5. 右心房；6. 房间隔；7. 胸主动脉。B. 肺窗：S_4. 右肺中叶外侧段 / 左肺上舌段；S_5. 右肺中叶内侧段 / 左肺下舌段；S_7. 右肺下叶内基底段；S_8. 右肺下叶前基底段；S_9. 下叶外基底段；S_{10}. 下叶后基底段；S_{7+8}. 左肺下叶前内基底段；1. 右斜裂；2. 左斜裂；3. 右肺下叶前基底段支气管；4. 右肺下叶外基底段支气管；5. 右肺下叶后基底段支气管；6. 左肺下叶前内基底段支气管；7. 左肺下叶外基底段支气管；8. 左肺下叶后基底段支气管

十三、经三腔心的横断层面（图 2-13）

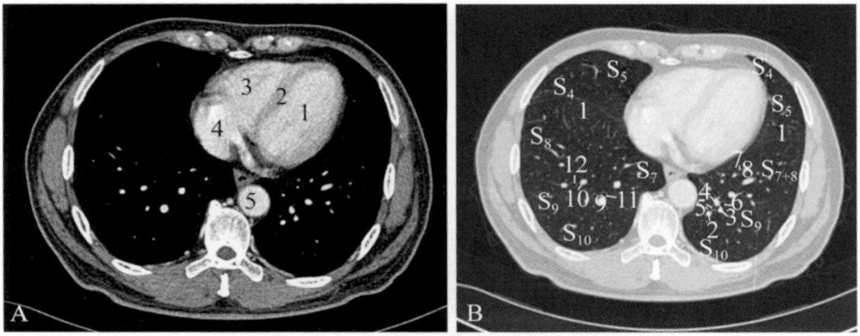

图 2-13　经三腔心的横断层面 CT 成像

A. 纵隔窗：1. 左心室；2. 室间隔；3. 右心室；4. 右心房；5. 胸主动脉。B. 肺窗：S_4. 右肺中叶外侧段 / 左肺上舌段；S_5. 右肺中叶内侧段 / 左肺下舌段；S_7. 右肺下叶内基底段；S_8. 右肺下叶前基底段；S_9. 外侧基底段；S_{10}. 下叶后基底段；S_{7+8}. 左肺下叶前内基底段；1. 斜裂；2. 左肺后基底段动脉；3. 左肺外基底段动脉；4. 左肺后基底段静脉；5. 左肺后基底段支气管；6. 左肺外基底段支气管；7. 左肺前内基底段支气管；8. 左肺前基底段动脉；9. 右肺后基底段动脉；10. 右肺外基底段动脉；11. 右肺后基底段支气管；12. 右肺外基底段支气管

十四、经膈腔静脉孔的横断层面（图 2-14）

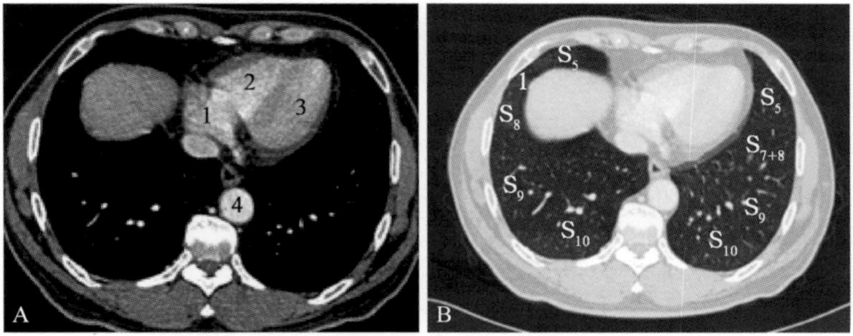

图 2-14　经膈腔静脉孔的横断层面 CT 成像

A. 纵隔窗：1. 右心房；2. 右心室；3. 左心室；4. 胸主动脉。B. 肺窗：S_5. 右肺中叶内侧段 / 左肺下舌段；S_8. 右肺下叶前基底段；S_9. 外基底段；S_{10}. 后基底段；S_{7+8}. 内前基底段；1. 斜裂

十五、经膈食管裂孔的横断层面（图 2-15）

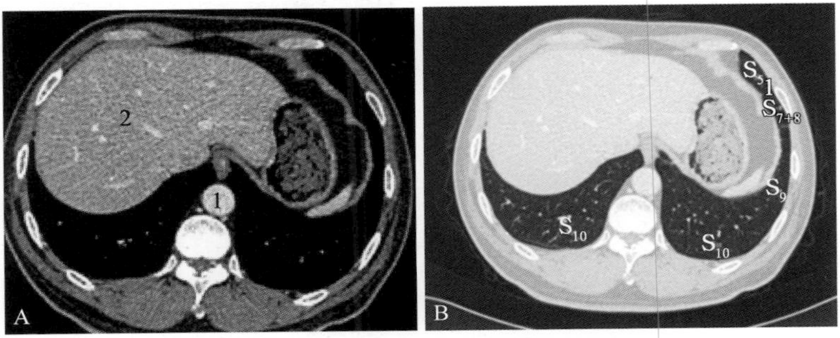

图 2-15　经膈食管裂孔的横断层面 CT 成像

A. 纵隔窗：1. 胸主动脉；2. 肝。B. 肺窗：S_5. 左肺下舌段；S_9. 左肺下叶外基底段；S_{10}. 后基底段；S_{7+8}. 左肺下叶前内基底段；1. 斜裂

（孙奕波　李　铭）

第二节　胸部基本病变的CT表现及征象识别

一、肺实变和磨玻璃密度影

（一）肺实变

【病例】

病例一　患者，男性，65 岁，发热、咳嗽 1 周（图 2-16A）。

病例二　患者，男性，32 岁，高热、咳嗽、咳痰 3d（图 2-16B）。

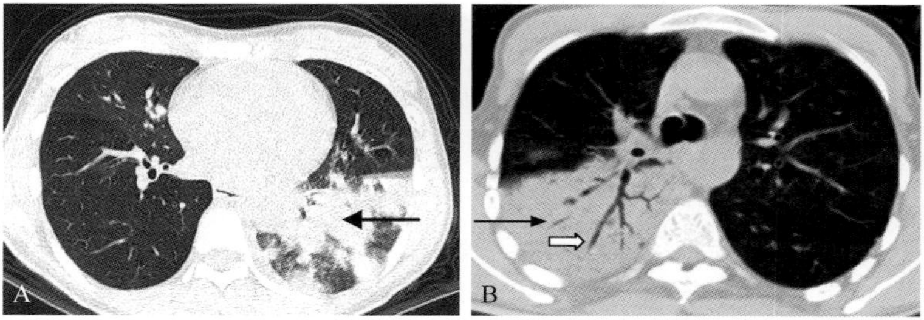

图 2-16　**肺实变**

A. 肺窗示左肺下叶多发斑片状密度增高影（箭示），边缘模糊，部分病灶有融合趋势，左侧叶间裂显示清晰，局部肺体积无变化；B. 中间窗示右肺下叶片状致密影（黑箭示），叶间裂显示清晰，其内可见支气管气相（白箭示），病变肺体积无变化

【临床概述】　终末细支气管以远的含气腔隙内的气体被病理性液体、细胞或组织所替代的影像形态。累及范围可为肺叶、肺段、小叶或腺泡。常见的病理改变为炎性渗出、肺出血、肺水肿、肉芽组织或肿瘤组织。

【CT 表现】

（1）形态、大小不一的均匀致密影，可为腺泡结节影、边缘模糊的斑片影、肺段或肺叶分布的均匀致密影、蝶翼状分布的大片影，其中支气管血管束因被湮没而不能显示。

（2）边界多不清楚，累及叶间裂时，可清晰显示叶间裂。

（3）可见空气支气管影（支气管气相）。

（4）可跨肺段分布。

（5）不伴有肺体积的缩小。

【重点提醒】

（1）肺实变为肺内高密度影，肺血管轮廓和支气管壁被掩盖，需与肺磨玻璃密度影相鉴别。

（2）不伴肺体积减小。

（3）常见疾病：①各种肺炎，包括大叶性肺炎、支气管肺炎、阻塞性肺炎、吸入性肺炎等；②肺泡性肺水肿；③肺结核；④肺挫伤；⑤肺出血；⑥肺梗死；⑦较少见于肺肿瘤、肺泡癌、过敏性肺炎、真菌病、肺泡蛋白沉着症。

（4）急性病程，常见于细菌性肺炎、肺水肿、肺出血等；慢性病程，常见于肺泡癌、淋巴瘤、慢性炎症、肺泡蛋白沉着症等。

（5）对于鉴别困难的病例，需进行动态观察，肺水肿在短期（数小时内）即有改变，肺炎的动态变化亦较肿瘤明显。

【知识拓展】　次级肺小叶被认为是影像学上肺结构的基本单位，实变为其内正常气体被病理性物质替代形成的高密度影（图 2-17A）。CT 上显示的病变分布与病理上实变累及的范围有关。实变累及一个肺小叶的全部或部分腺泡时，分别表现为全小叶及小叶中心分布；累及小叶以上水平，病变按支气管树分布；也可表现为多发斑片状并不同程度的融合。由于支气管树被实变包绕，正常情况下与周围肺组织缺乏对比的支气管腔内气体影，显示为实变区内的含气支气管影，即支气管气相（图 2-17B）。

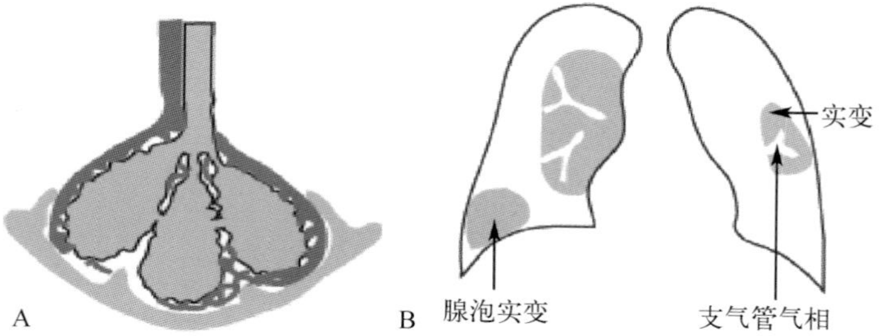

图 2-17 肺实变示意图

A. 肺小叶内正常气体被病理性物质取代；B. 两肺实变（箭示）及支气管气相（箭示）

（二）磨玻璃密度影

【病例】 患者，女性，44 岁，发热、咳嗽 3d（图 2-18）。

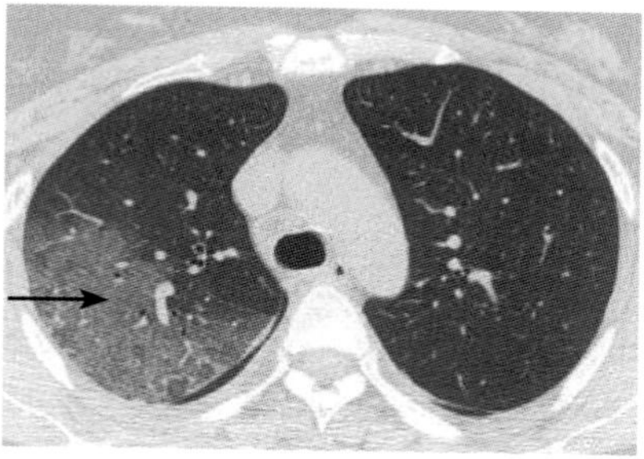

图 2-18 肺内磨玻璃密度影

CT 平扫肺窗示右肺上叶后段片状模糊影（箭示），后缘近叶间裂处清晰，其内可见支气管血管束

【临床概述】 肺实质密度轻度增高，其中支气管血管束未被掩盖，可为斑片状或结节状。结节状磨玻璃密度影将在结节部分讨论。

病理上为肺泡腔内少量渗液、肺泡壁肿胀或肺泡间隔的炎症。

反映了肺气腔部分填充或轻度肺间质的增厚或肺毛细血管床血流量增加等改变。

【CT表现】

（1）片状、斑片状密度增高影；薄层CT，尤其是HRCT有特异性表现。肺窗上，表现为局限性云雾状高密度影，病灶内血管和支气管纹理清晰可辨。纵隔窗上，病灶往往不能显示或仅能显示磨玻璃影病灶中的实性成分。

（2）可分为弥漫性或局限性；单发或多发，多发灶性分布常表现出融合的趋势。

（3）叶、段、全小叶型或小叶中心型分布。

（4）边界清晰或模糊，与正常肺组织边界锐利者表现为“地图样”分布。

【重点提醒】

（1）磨玻璃密度影既可发生于肺间质，也可发生于肺实质病变，提示病变为早期阶段。

（2）常见于正在进展的病灶，代表病变处于活动期。

（3）需要在薄层HRCT图像上，宽窗位观察。

（4）正常呼气相扫描时，肺密度也可升高。应在充分吸气的CT上观察。

（5）需与坠积效应相鉴别。

（6）弥漫分布时，较难发现，提示征象为肺实质与支气管内气体的反差加大。

（7）见于各种炎症、肿瘤、肺出血、充血、肺水肿、成人呼吸窘迫综合征、结节病、肺泡蛋白沉着症、硬皮病、系统性红斑狼疮等风湿免疫性疾病、间质性肺炎等。

【知识拓展】

（1）对肺磨玻璃密度影的分析，应结合临床资料和其他CT征象综合考虑。

（2）急性或亚急性肺浸润病变中，磨玻璃密度影是肺泡部分填充的表现，见于感染性肺炎、肺出血、过敏性肺炎、急性放射性肺炎等。

（3）病变按肺叶、肺段分布时，应结合近期有无支气管肺泡冲洗病史。

（4）免疫抑制的患者，肺磨玻璃密度影的出现高度提示肺孢子虫感染、巨细胞病毒肺炎、机化性毛细支气管炎等。

（5）在结节病灶周围分布的磨玻璃密度影提示病灶周围出血，可见于侵袭性真菌病，称为“晕轮征”。

（6）在慢性肺弥漫性病变中，为病变初期或急性期肺泡炎的表现。

二、肿块和结节

【病例】

病例一　患者，男性，73 岁，胸痛、咳嗽 2 月余，咯血 1 周（图 2-19A）。

病例二　患者，女性，52 岁，咳嗽，咯血 3d（图 2-19B）。

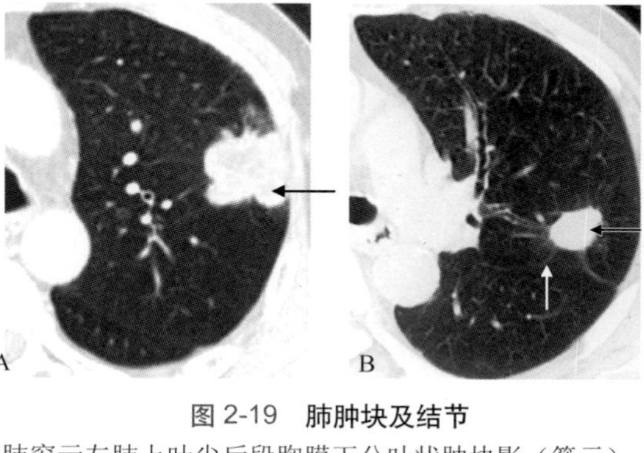

图 2-19　**肺肿块及结节**

A. CT 平扫肺窗示左肺上叶尖后段胸膜下分叶状肿块影（箭示）；B. CT 平扫肺窗示左肺上叶舌段结节（黑箭示），边缘可见多发毛刺（白箭示）

【临床概述】

1. *形态大致为球形的病灶*　肿块的直径≥ 3cm，结节的直径＜ 3cm，长径∶短径＜ 2∶1。

2. *可单发或多发*　肺孤立结节（SPN）是指一个边界清楚、圆形或椭圆形、直径＜ 3cm 的病灶。

【CT 表现】

（1）肺内球形高密度或稍高密度病灶。

（2）形态不一，可圆形、类圆形、不规则形、分叶状（图 2-20）。

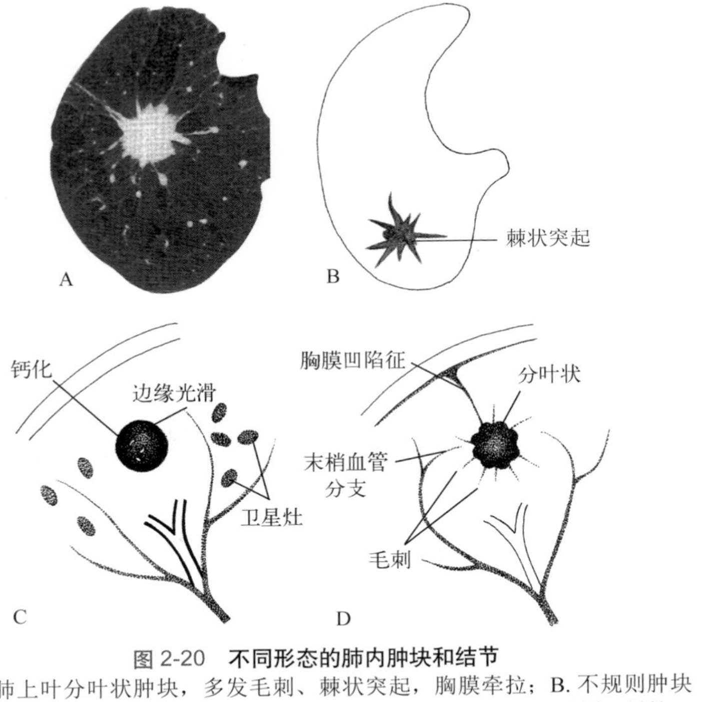

图 2-20　**不同形态的肺内肿块和结节**

A. 右肺上叶分叶状肿块，多发毛刺、棘状突起，胸膜牵拉；B. 不规则肿块伴棘状突起；C. 肺内良性肿块（结节）：类圆形，边缘光滑，周围卫星灶，内伴线样钙化；D. 肺内恶性肿块（结节）：分叶状，边缘欠光滑，可见毛刺、胸膜凹陷征，末梢血管分支可进入

边缘光滑或不光滑，可见不规则毛刺或棘状突起（见图 2-20）。

（3）病灶密度均匀或不均匀，含有更低密度坏死影，或含有脂肪、钙化等，对病变的鉴别诊断具有意义。

（4）大小从数毫米至 3cm 以上，肿块或结节的体积及动态变化情况对病灶的良恶性判定均有意义。

（5）病灶周围伴或不伴其他较小病灶（卫星灶）。

（6）增强扫描对大于 2cm 结节及肿块的判断优于平扫。

（7）良恶性肿块和结节的主要鉴别点见表 2-1。

表 2-1　良恶性肿块和结节的鉴别

鉴别点	良性	恶性
形状	圆形，椭圆形	不规则形，分叶状
毛刺	无	有
边缘	清晰	不清晰
卫星灶	可有	多无
增强扫描增加的 CT 值	＜ 20HU 或＞ 60HU	20 ～ 60HU
近胸膜下改变	粘连带或增厚	胸膜凹陷
倍增时间（体积）	＜ 40d 或＞ 400d	100 ～ 400d，磨玻璃密度结节平均 628d

【重点提醒】

（1）对于孤立肺结节或肿块，边缘特点与病变的生长方式有关。恶性肿瘤多呈浸润性生长：分叶状或不规则形，边缘欠光滑；良性肿瘤多为膨胀性生长：圆形、类圆形，边缘光滑。

（2） HRCT、多平面重建可更好地观察其边缘特点，且后者有助于鉴别小结节和血管断面。

（3） CT 增强扫描及 PET-CT 可提供参考信息。

（4）单发肿块、结节见于良恶性肿瘤及非肿瘤性病变，包括腺瘤、错构瘤、肺囊肿、结核球、肺癌、肺肉瘤、癌肉瘤、肺转移瘤、炎性假瘤及寄生虫囊肿等。肺内多发小结节常见疾病：肺转移瘤、肺结核、结节病、肺尘埃沉着病等，亦可见于细支气管及肺的多种感染及非感染性疾病。

【知识拓展】

1. 肺结节的不同分型（表 2-2）

表 2-2　肺结节的不同分型

项目	肺结节的分类
直径	10 ～ 30mm（结节）、5 ～ 10mm（小结节）、＜ 5 mm（微结节）、2 ～ 3mm（粟粒结节）
密度（薄层或 HRCT）	实性密度、磨玻璃密度、混合密度
位置	气腔结节、间质结节、小气道结节

2. 不同密度结节的 CT 表现（图 2-21）

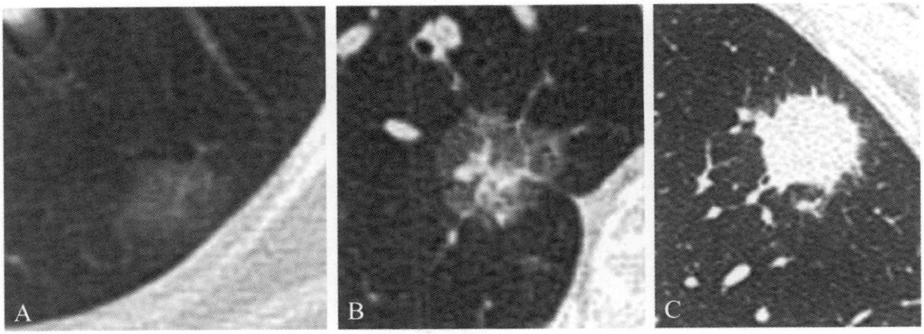

图 2-21　不同密度肺结节

A. 磨玻璃密度肺结节；B. 混合密度肺结节；C. 实性密度肺结节

3. 不同位置结节的 CT 表现

（1）气腔结节（图 2-22）：结节位于肺小叶中心，质地均匀，呈软组织密度，边缘模糊，可为束状或梅花瓣状，又称为腺泡结节，但组织学上不一定代表腺泡实变。常见于各种炎症、出血及水肿。

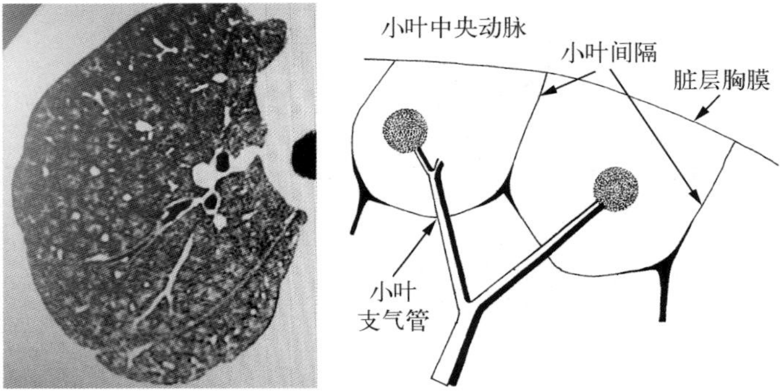

图 2-22　**气腔结节**

（2）小气道结节（图 2-23）：小气道腔内病变产生，位于小叶中心部。病理基础为支气管末梢分支、细支气管及腺泡导管因黏液或炎性分泌物充填而形成的异常扩张。

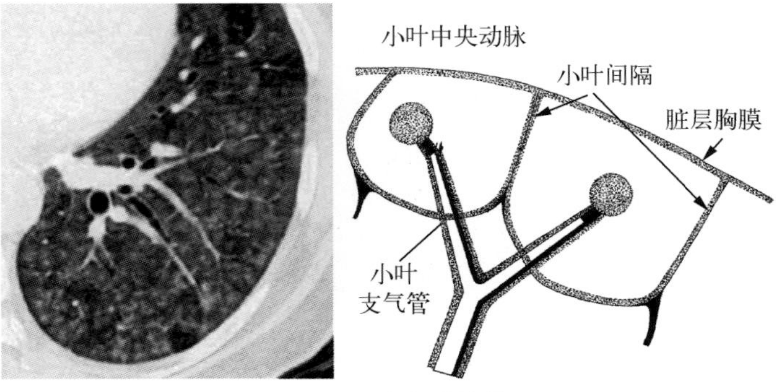

图 2-23　**小气道结节**

（3）间质结节（图 2-24）：位于肺间质内（支气管血管束、小叶中心、小叶间隔和胸膜下）。HRCT 上边缘清楚、锐利。病理基

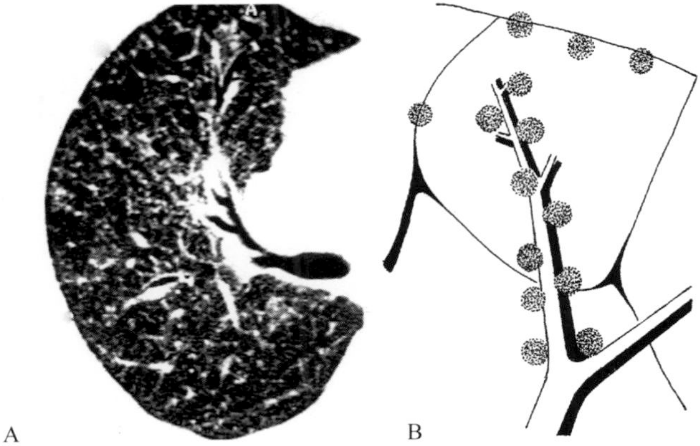

图 2-24 间质结节

础为各种原因的肉芽肿、肿瘤、纤维组织及淀粉样物质等。常见于淋巴管周围病变，如癌性淋巴管炎、结节病、肺尘埃沉着病；血行播散性病变，如转移瘤及血行播散型肺结核。

4. 肺内小结节与肺小叶结构的关系　分为 3 种类型：随机分布结节（血行分布结节）、小叶中心分布结节及淋巴管周围分布结节（图 2-25 ～图 2-27）。

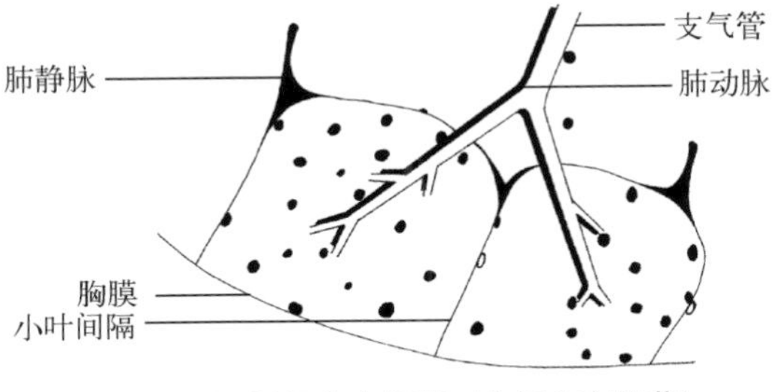

图 2-25 随机分布结节（血行分布结节）

结节广泛分布，呈随机性，可位于支气管血管束、小叶间隔、胸膜下及小叶中心，无侧重。常见于血源性肺转移瘤、急性粟粒型肺结核和血源性真菌感染

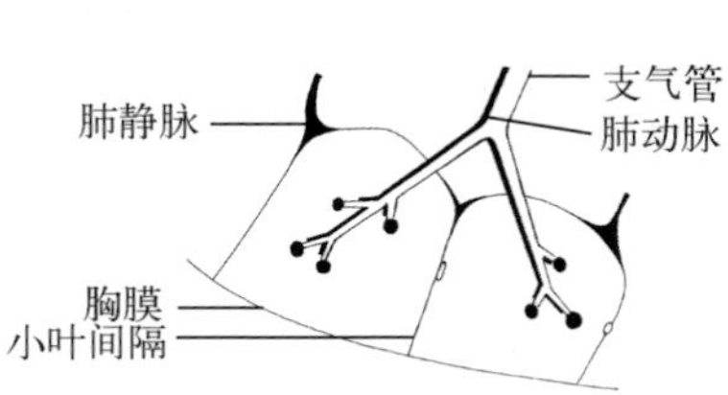

图 2-26　小叶中心分布结节

结节仅限于小叶中心部位，不与小叶间隔及胸膜相连。见于经气道吸入而发生的病变：过敏性肺炎、嗜酸性肉芽肿、肺尘埃沉着病

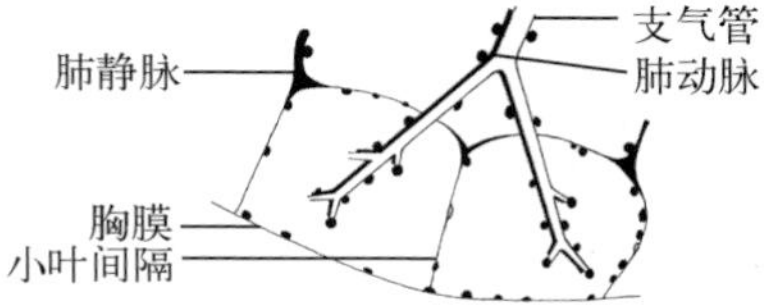

图 2-27　淋巴管周围分布结节

结节分布于支气管血管束、小叶间隔和胸膜下，小叶中心无或很少分布。常见于：癌性淋巴管炎、结节病、肺尘埃沉着病

5. 树芽征（图 2-28）　HRCT 上 3 ～ 5mm 大小的结节状和短线状影，与支气管血管束相连，形成酷似春天树枝发芽状改变（tree-

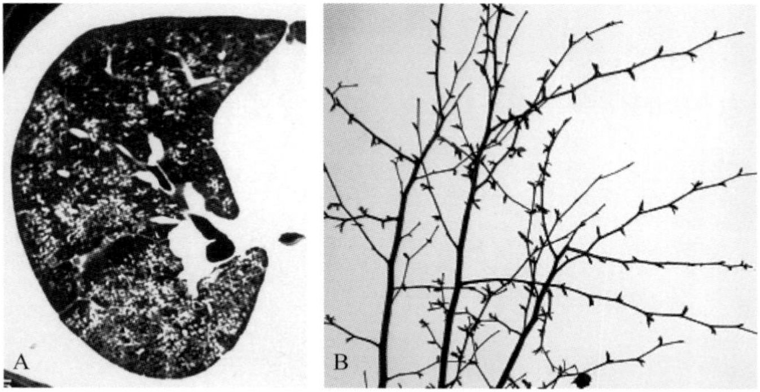

图 2-28　树芽征

in-bud）。常见于小气道病变，如细支气管炎、泛毛细支气管炎、肺结核等。为小气道结节的特殊类型。

三、肺 不 张

【病例】 患者，男性，65 岁，发热，咳嗽伴胸憋 3 周余（图 2-29）。

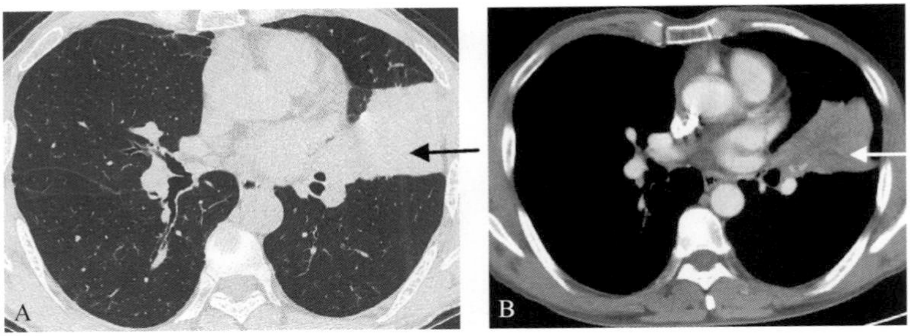

图 2-29　肺不张

A、B. 平扫肺窗、增强纵隔窗，示左肺上叶尖后段三角形均匀密度增高影（箭示），边界锐利、清晰，增强扫描其内可见强化。斜裂及纵隔轻度移位

【临床概述】 各种原因引起的肺泡内含气量减少或完全无气，导致一侧肺或肺的一部分体积减小。常见原因为支气管完全阻塞、肺外压迫和肺内瘢痕组织收缩等。

【CT 表现】

1. 肺不张的 CT 表现（表 2-3）

表 2-3　肺不张的 CT 表现

直接征象	受累的肺段或肺叶密度增高，边缘清晰锐利
	叶间裂移位（肺叶塌陷）
	增强扫描明显强化
间接征象	肺门移位
	纵隔移位

（续　表）

	横膈抬高
	血管聚集
	其余的正常肺组织过度膨胀
	肋间隙变窄

2. 不同肺叶肺段肺不张的表现（图 2-30）

（1）上叶不张：上叶体积缩小（图 2-30A）。

1）右上叶不张：三角形软组织密度影，尖端指向肺门，边缘清晰，为上移的水平裂及代偿膨胀的中叶，后内缘为斜裂及代偿膨胀的下叶。

2）左上叶不张：边缘平直的软组织密度影，边界清晰；后缘为向前移位的斜裂，后方为代偿膨胀的左下叶背段。

（2）右中叶及左肺下叶不张（图 2-30B）

1）右中叶不张：右心缘旁三角形软组织密度影，尖端指向外侧，前缘为向下内方移位的水平裂，前方为代偿膨胀的上叶，后缘为向前内方移位的斜裂，后方为代偿膨胀的下叶。

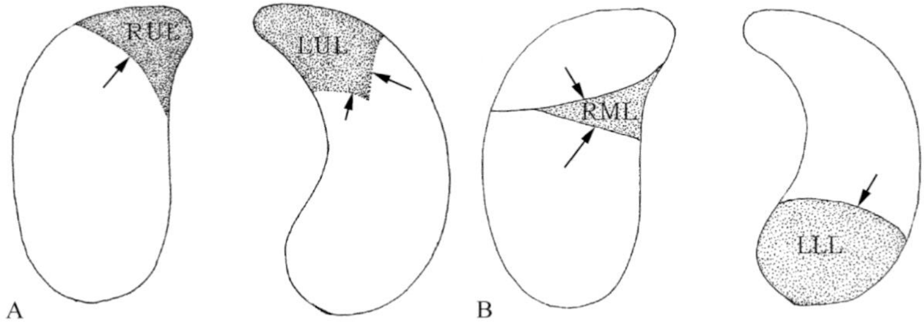

图 2-30　不同部位肺不张示意图

A. 上叶不张；B. 右中叶及左肺下叶不张

RUL，右肺上叶；LUL，左肺上叶；RML，右肺中叶；LLL，左肺下叶

2）双下叶不张：脊柱旁的三角形软组织密度阴影，尖端指向肺门，前外缘锐利，由斜裂构成。

【重点提醒】

（1）肺不张应与肺实变相鉴别，后者无肺体积的缩小。

（2）CT 发现肺不张，需分析其病因。

【知识拓展】

1. 常见肺不张的类型及发生机制（表 2-4，图 2-31）

表 2-4　常见肺不张的类型、发生机制及常见疾病

肺不张	发生机制	常见疾病
阻塞性肺不张（吸收性肺不张）	中央支气管阻塞引起肺叶或肺段不张；梗阻发生后，肺泡内的气体被吸收	支气管内：肿瘤、非肿瘤性病变、痰栓、异物；气管外：淋巴瘤、结节病等
被动性肺不张（压缩性肺不张）	胸膜腔内的气体、液体或两者兼有，对肺的外部压迫引起肺萎陷	气胸、胸腔积液、液气胸、腹水等
瘢痕性肺不张	发生在肺纤维化区域	肉芽肿、肺尘埃沉着病、结节病、间质纤维化
粘连性肺不张	表面活性物质减少，由弥漫的肺泡萎陷造成	新生儿呼吸窘迫综合征、放射性肺损伤
其他，如球形肺不张	慢性胸膜病变引起	引起胸膜肥厚、钙化、粘连等慢性疾病

2. 肺不张的模式　全肺不张、叶性不张、段性不张、线性不张（盘

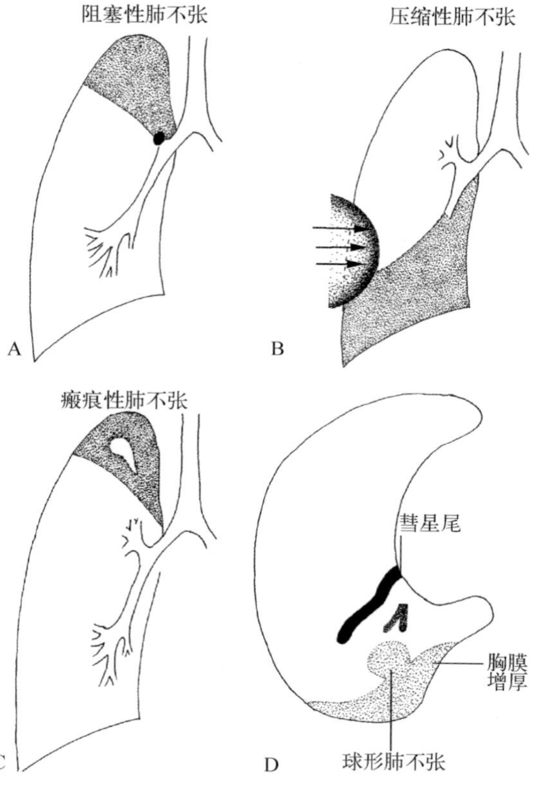

图 2-31　**肺不张的常见类型**

A. 阻塞性肺不张；B. 压缩性肺不张；C. 瘢痕性肺不张；D. 球形肺不张：肺周边的球形病变，相邻胸膜增厚，伴有典型的彗星尾征，后者主要由通向肿块的肺血管和细支气管组成

状肺不张）。不同类型肺不张的病变范围不同，但均为肺体积的缩小（图 2-32）。

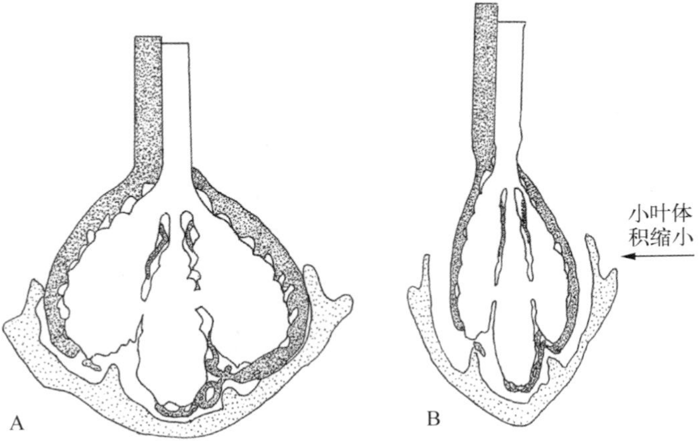

图 2-32　肺不张示意图

A. 正常肺小叶结构；B. 小叶体积缩小（箭示）

四、空洞和空腔

【病例】

病例一　患者，男性，75 岁，咯血数次（图 2-33）。

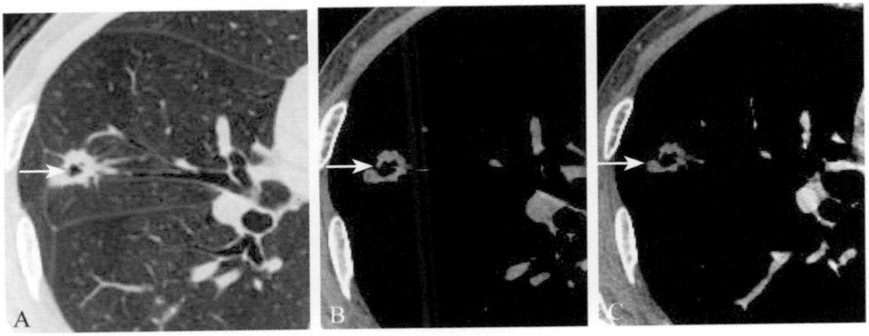

图 2-33　肺空洞

A. 平扫肺窗；B. 平扫纵隔窗；C. 增强纵隔窗。平扫示右肺中叶外侧段可见形态不规则偏心性空洞（图 A、B，箭示），洞壁不均匀增厚，内壁凹凸不平，增强扫描壁可见强化（图 C，箭示）；病理诊断为腺癌

病例二 患者，男性，69 岁，咯血（图 2-34）。

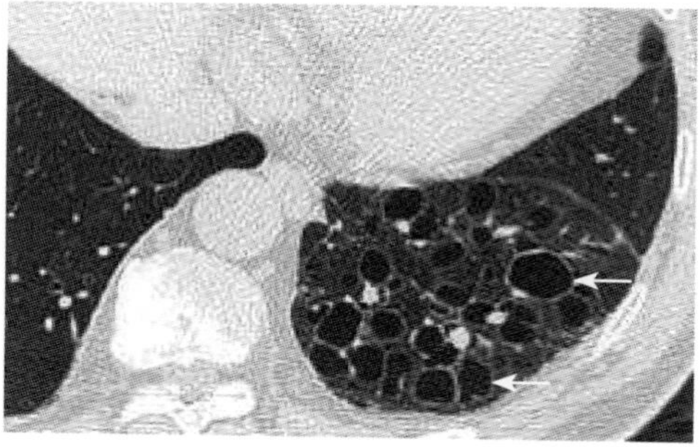

图 2-34 肺空腔

左肺下叶基底段多发薄壁类圆形含气透光区（箭示），边界清楚

【临床概述】 肺内异常的含气腔隙如下。

（1）空洞：病变内发生坏死，坏死组织液化后经支气管排出后形成的腔隙。位于肺实变、肿块或结节内，可以有气-液平面，提示坏死液化的形成。

（2）空腔：薄壁（< 1mm），边界清楚，含有气体或液体的病灶，直径 1cm 或更大，偶可见气-液平面。多为生理性腔隙的异常扩大。

【CT 表现】

（1）空洞和空腔均表现为肺内具有完整壁包绕的含气腔隙（图 2-35），可单发或多发。

（2）空洞壁的厚度在 1mm 以上，洞壁可规则或不规则，厚薄均匀或不均匀，部分可见气-液平面。根据洞壁厚度，可分为厚壁（> 3mm）、薄壁（< 3mm）、虫蚀样空洞（无明显的壁）（图 2-36）。空腔壁在 1mm 以下，洞壁较规则，偶可见气-液平面。

【知识拓展】

1. 空洞与空腔的鉴别（表 2-5）

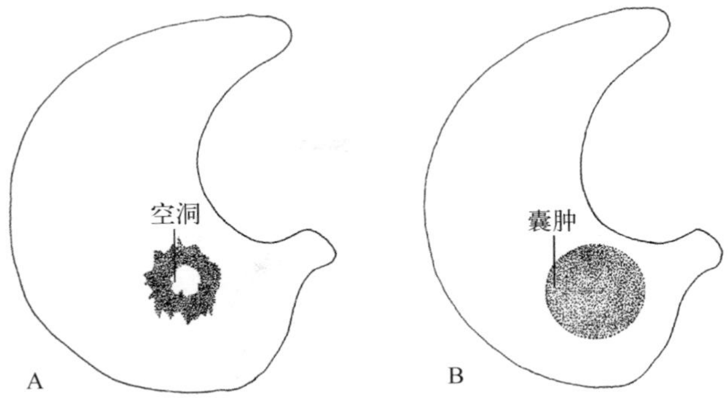

图 2-35　**肺空洞和空腔**

A. 肺内空洞病变，洞壁较厚，欠规则；B. 肺内空腔病变，洞壁＜ 1mm，光滑、规则、均匀

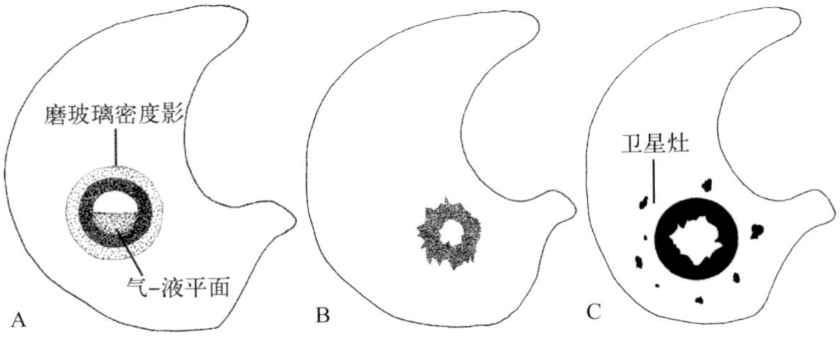

图 2-36　**不同壁的空洞**

A. 单发薄壁空洞；B. 厚壁空洞，洞壁不规则；C. 虫蚀样空洞

表 2-5　**空洞与空腔鉴别**

	空洞	**空腔**
病理	肺内病变组织发生坏死排出	肺内生理学腔隙的病理性扩大
壁厚	≥ 1mm	＜ 1mm

（续　表）

	空洞	空腔
腔内容物	气体	液体或气体
气-液平面	有	无
常见病变	肺脓肿、肺结核、肺癌；少见于肺真菌性感染、空洞性肺转移、韦格纳肉芽肿病、叶内型肺隔离症伴重叠感染	肺大疱、支气管扩张、先天性肺囊肿和肺气囊；少见于淋巴管肌瘤病，朗格汉斯细胞组织细胞增生症

2. 常见空洞病变的鉴别诊断（表 2-6）

表 2-6　常见空洞病变的鉴别诊断

	肺脓肿	肺结核	肺癌	转移瘤
数目	单发，多发	单发，多发	单发	多发
好发部位	吸入性：下垂部多见；血源性：中下部位多见	上叶尖、后段和下叶背段	任何部位	任何部位，中下肺野多见
壁的厚度	厚壁多见	厚、薄壁均可	厚壁，不均，壁结节	厚、薄壁均可
空洞边缘	急性：空洞外缘可见模糊不清的炎性浸润影，内壁光滑	外缘光滑、清楚，内壁可凹凸不平或较光滑	周围型肺癌：外缘分叶、毛刺；内壁凹凸不平	外缘或内壁光滑或不规则形
其他	伴气-液平面	周围卫星灶		原发肿瘤史

五、肺间质病变

【病例】

病例一　患者，男性，62 岁，进行性呼吸困难七八年（图 2-37）。

病例二　患者，女性，56 岁，胸憋 2 个月（图 2-38）。

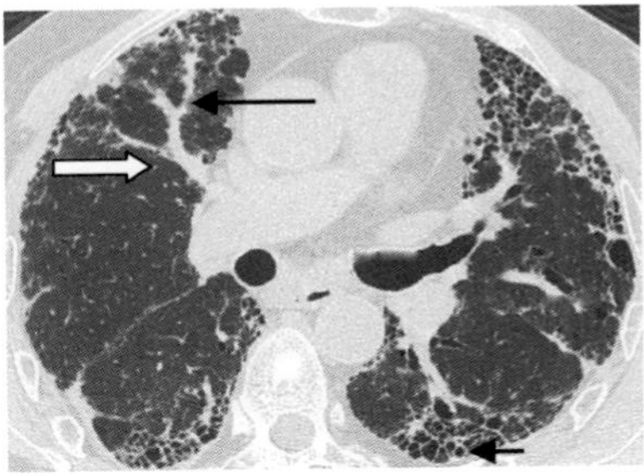

图 2-37　肺间质病变（一）

HRCT 示近肺门区支气管血管束增粗（长白箭示），部分呈结节状（长黑箭示）；双肺内近胸膜下多发网状、小结节状影，呈蜂窝样改变（短黑箭示）

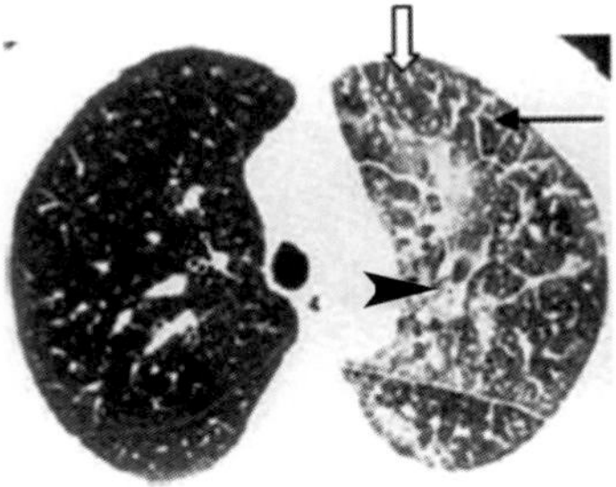

图 2-38　肺间质病变（二）

HRCT 示左肺内多发小叶间隔增厚（细箭示）、结节（白箭示）及小斑片状实变影（箭头示），部分呈网状改变

【临床概述】

（1）肺间质病变为一组以侵犯间质为主、主要累及肺泡和支持结构，如小叶间隔、肺泡壁及支气管血管周围组织的影像病变类型，可同时伴有肺实质病灶。

（2）病理表现为炎性改变及纤维化。肺间质间隙内产生病理性液体、炎性浸润、肉芽组织、纤维组织或肿瘤组织。

（3）HRCT 对肺间质病变的诊断价值较大。

【CT 表现】

1. 线状或网状影（图 2-39A）

（1）支气管血管束增粗：可均匀增粗或呈结节状。

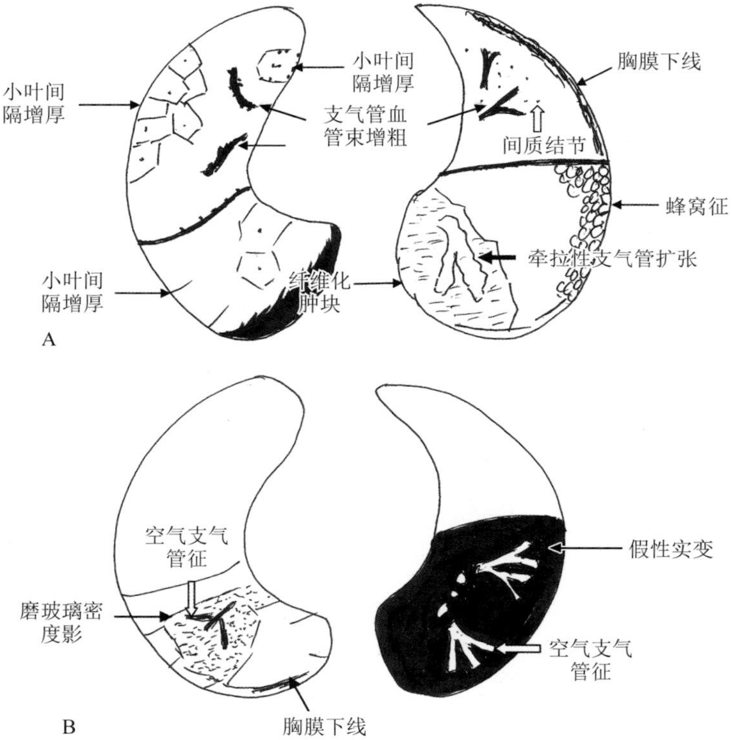

图 2-39　肺间质病变示意图

（2）小叶间隔增厚（图 2-39A，图 2-40）：多位于胸膜下及肺底，垂直于胸膜；厚度约为 1.0mm；在中央区可勾画出多边形的肺小叶结构。

（3）小叶内间质增厚：不规则状、不同程度细线状致密影；为肺纤维化的特征性表现。

2. 胸膜下线（见图 2-39）　纤细弧线影，离胸膜面约 1cm 的肺内，与胸膜平行。

3. 间质结节（见图 2-39A）　2 ～ 5mm，分布于支气管血管束周围、小叶间隔、胸膜下，毗邻叶间裂和次级肺小叶的中心。

4. 纤维化肿块（见图 2-39A）　位于中央或轴心间质，伴有肺结构扭曲变形及牵拉性支气管扩张。

5. 囊状影（蜂窝征）（见图 2-39A）　多发聚集小囊腔；好发于双肺下叶、紧贴胸膜及下肺基底段；囊腔大小不一，壁厚薄不均。

6. 磨玻璃密度影（见图 2-39B）　肺内淡薄的密度稍高影。边界模糊，不掩盖支气管血管束。

7. 气腔实变（见图 2-39B，图 2-41）　肺组织密度增高导致病变区肺血管模糊，其内常见特征性的空气支气管征，也称为假性实变，通常见于以肺间质的高度增生为特点的疾病。

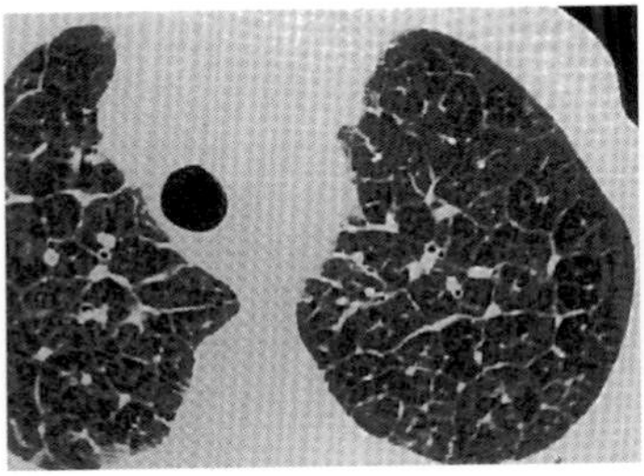

图 2-40　小叶间隔增厚

HRCT 示小叶间隔增厚，垂直于胸膜；可勾画出多边形的肺小叶结构

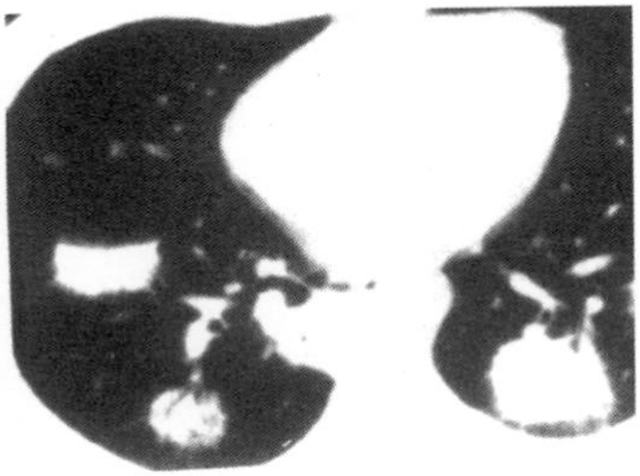

图 2-41　气腔实变

CT 平扫肺窗示两肺内多发肺组织密度增高影，其内肺血管影模糊，可见空气支气管征

【关键点】

（1）CT 成像技术很关键，需要在 HRCT 上观察，以层厚小于或等于 1mm 的高分辨率重建。

（2）可见于多种疾病，如慢性间质性肺炎、特发性肺间质纤维化、结节病、癌性淋巴管炎、结缔组织病（红斑狼疮、类风湿关节炎、硬皮病、皮肌炎）、肺尘埃沉着病（硅沉着病、煤工肺尘埃沉着病及石棉沉着病）、组织细胞病、淋巴管平滑肌瘤病等。

（3）不同疾病侵犯肺间质的部位不同。

【知识拓展】 以间质病变的不同征象为主要表现的常见疾病不同（表 2-7），鉴别诊断时需要结合患者的病史及相关实验室检查，具体分析。

表 2-7　不同间质病变模式的常见疾病

间质病变模式	常见疾病
结节或网状、结节模式	结节病、淋巴管转移癌
线状或网状模式	特发性肺纤维化和其他特发性间质性肺炎
囊性（蜂窝样）病变模式	淋巴管肌瘤病、成人肺朗格汉斯细胞组织细胞增多症
磨玻璃密度	肺泡蛋白沉着症
肺实变	机化性肺炎和隐源性机化性肺炎
“铺路石”征：HRCT 上，磨玻璃密度重叠于增厚的小叶间隔和间隔内线形成的几何图形结构	肺泡蛋白沉着症、急性呼吸窘迫综合征、卡氏肺囊虫肺炎、脂质性肺炎、出血、支气管肺泡癌及肺水肿

六、钙　化

【病例】 患者，男性，63 岁，体检发现肺内病变（图 2-42）。

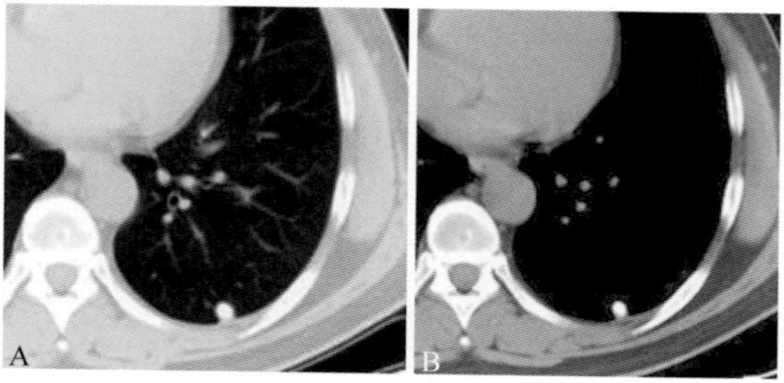

图 2-42　肺内钙化

A. 肺内钙化 CT 平扫肺窗；B. 肺内钙化 CT 平扫纵隔窗。CT 平扫肺窗及纵隔窗示左肺下叶后基底段高密度影，边缘清晰锐利

【临床概述】　病理学上是指局部组织中的钙盐沉积，可见于生理及病理情况下。通常为退行性改变，较少见的情况为代谢性。

【CT 表现】

（1）CT 平扫表现为高密度影，肺窗、纵隔窗均可见。增强扫描不强化。

（2）边缘清晰锐利，大小不同。

（3）形态多样，可为弥漫性、中心性、爆米花样、环形、多发点状、偏心性等（图 2-43），部分钙化具有特点，对良恶性鉴别有帮助。

（4）可局限发生在病灶内，亦可为弥漫分布。

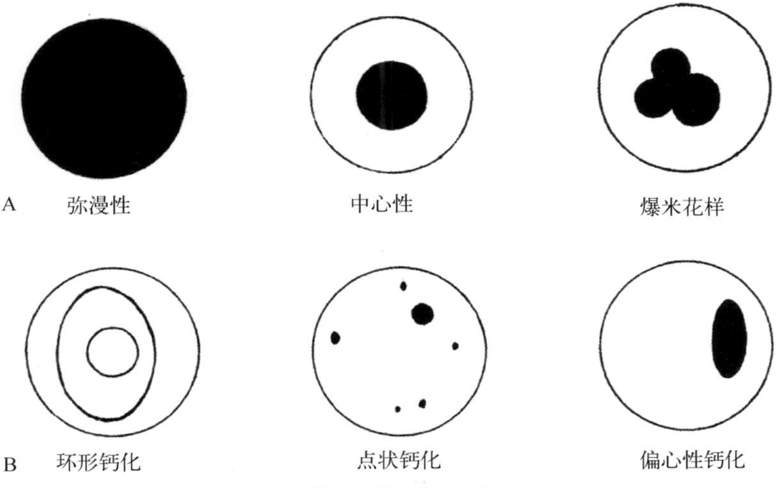

图 2-43　钙化的不同形态

A. 良性钙化：弥漫性钙化、中心性钙化、爆米花样钙化；B. 良恶性不确定形钙化：环形钙化、点状钙化、偏心性钙化

【关键点】

（1）钙化通常发生于退变或坏死组织内，多见于肺和淋巴结干酪样结核灶的愈合灶内。

（2）某些肿瘤如肺错构瘤、纵隔畸胎瘤、转移性骨肉瘤或软骨肉瘤、肺囊肿或寄生虫囊肿的壁，以及肺组织胞质菌病、肺尘埃沉着病时的肺门淋巴结支气管结石也可发生。

（3）钙化的分布和特点具有重要意义

1）弥漫性肺内钙化可发生于肺泡微石症，硅肺病、二尖瓣狭窄晚期伴发的肺含铁血黄素沉着和某些愈合的播散性肉芽肿或病毒感染，例如结核、组织胞浆菌病和水痘病毒性肺炎。

2）代谢性钙化可发生于肺尖或肺尖下区域，也可为弥漫性的。常见情况为慢性肾功能不全透析维持患者继发的甲状旁腺功能亢进。

七、肺内气体潴留

【病例】

病例一 男性，65 岁，咳嗽、咳痰 20 余年，加重伴气短 5 年（图 2-44A）。

病例二 男性，78 岁，慢性支气管炎病史 30 年，心悸气短 4 年（图 2-44B）。

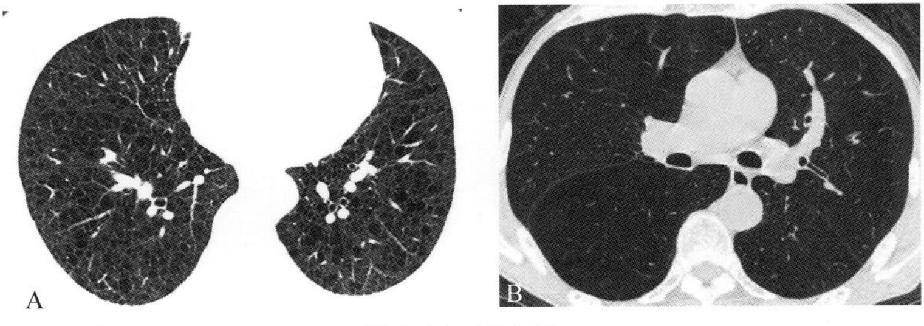

图 2-44 **肺气肿**

A. 小叶中央型肺气肿，轴位 CT 示两肺内多发圆形、无壁透亮区；B. 全小叶型肺气肿，轴位 CT 示两肺弥漫性透过度增强，支气管血管束略纤细

【临床概述】 肺内气体潴留包括肺气肿与肺过度充气。

（1）肺气肿：终末细支气管以远的含气腔隙过度充气、异常扩大同时伴有不可逆性肺泡壁的破坏，即通常临床所指的弥漫性阻塞性肺气肿或慢性阻塞性肺疾病。

（2）肺过度充气：终末细支气管以远的含气腔隙过度充气、异常扩大但不伴有肺泡壁的破坏。

【CT 表现】

（1）肺野透过度增加，可为局限性或弥漫性。肺气肿多为两肺广泛分布。肺过度充气多为一侧或某一肺叶的过度充气。

（2）病变后期，小血管变细、减少。

（3）肺气肿分为小叶中央型肺气肿（见图 2-44A）、全小叶型肺气肿（见图 2-44B）和间隔旁肺气肿。

（4） HRCT 上气体潴留表现为肺密度减低，常呈斑片状分布，呈“马赛克灌注”样改变。肺血管在非密度减低区口径缩小，并伴有中央支气管扩张。

（5）呼气相 HRCT 可确诊可疑的局灶性气体潴留。

【知识拓展】

1. 正常次级肺小叶　终末细支气管、呼吸性细支气管、肺泡管、肺泡囊及肺泡结构（图 2-45）。

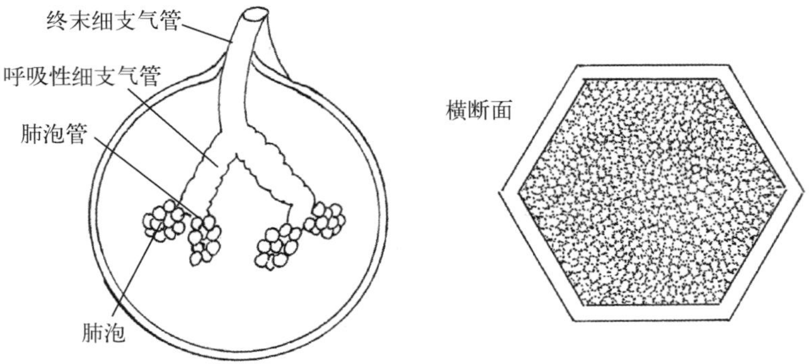

图 2-45　**正常次级肺小叶**

2. 小叶中央型肺气肿　呼吸性细支气管破坏融合，肺泡管、肺泡囊正常（图 2-46）。

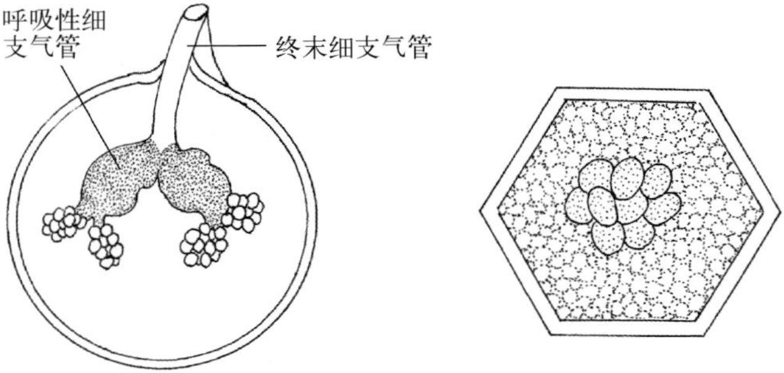

图 2-46　小叶中央型肺气肿

CT 表现：肺内散在分布的小圆形、无壁低密度区，直径 2 ～ 10mm，多见于肺上部，位于肺小叶中央，仍可见小叶核心内的动脉。

3. 全小叶型肺气肿　终末细支气管远端气腔全部破坏、扩大（图 2-47）。

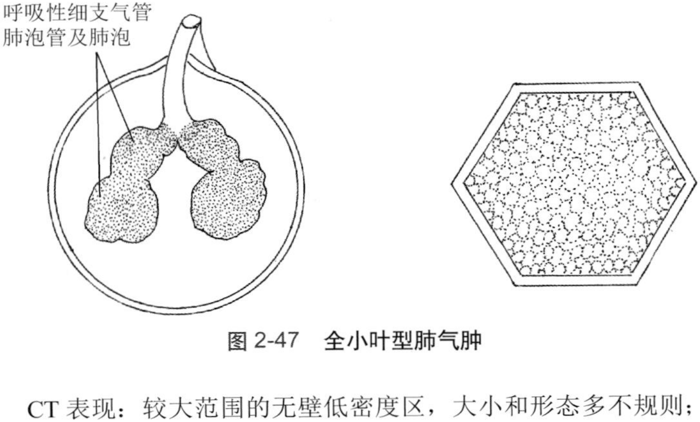

图 2-47　全小叶型肺气肿

CT 表现：较大范围的无壁低密度区，大小和形态多不规则；病变区血管纹理减少，下叶及前部为重，形成弥漫性“简化”的肺结构。

4. 间隔旁型肺气肿　小叶周围的肺泡腔破坏融合，靠近胸膜（图 2-48）。

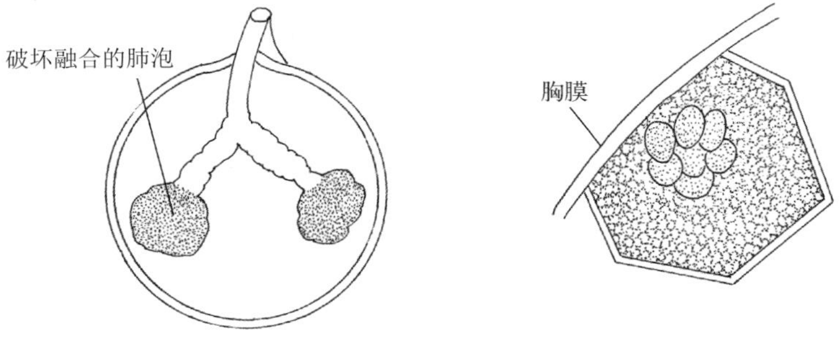

图 2-48　间隔旁型肺气肿

CT 表现：胸膜下肺大疱。

八、气管、支气管病变

【病例】　患者，男性，31 岁，感觉呼吸困难数月，近日加重（图 2-49）。

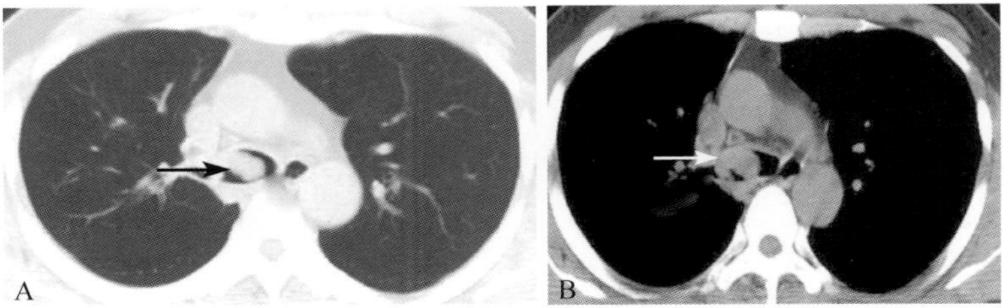

图 2-49　气管占位性病变

A. CT 平扫肺窗示气管腔内结节样占位，与气管右侧壁相连，气管腔狭窄（直箭）；B. 同一患者 CT 平扫纵隔窗，病变密度均匀，与气管壁分界不清，局部气管壁增厚（箭示）。病理证实为非霍奇金淋巴瘤

【临床概述】 发生于气管、支气管的病变种类繁多、表现多样，常见病变包括发育异常、感染、肿瘤、免疫相关等疾病。

【CT 表现】

（1）气管或支气管壁的增厚。

（2）管腔扩大或缩小，管腔内可见肿块，形态为类圆形或不规则形。

（3）病变为局限性或弥漫性。

（4）常见气管、支气管病变模式（图 2-50）。

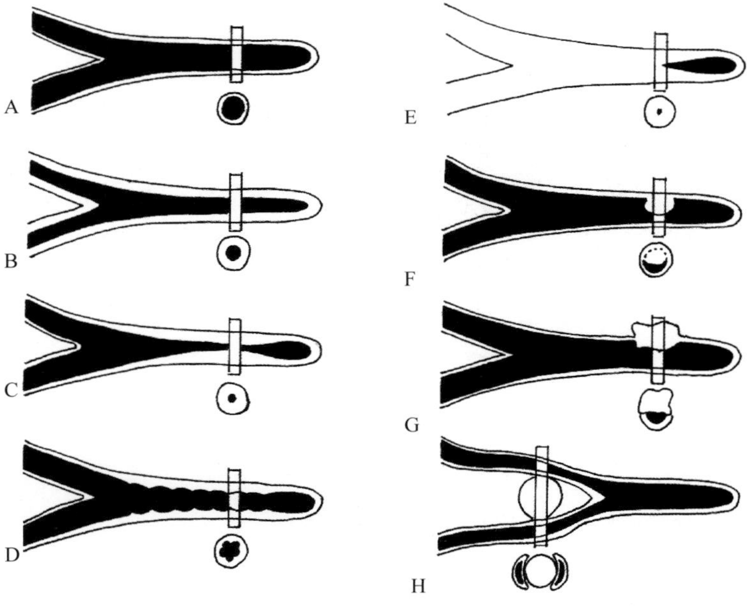

图 2-50 气道病变（气道轴位及矢状位）

A. 正常气道；B. 弥漫性管壁增厚；C. 光滑的局灶性狭窄；D. 不规则变窄；E. 近段阻塞；F. 腔内病变；G. 冰山样的肿瘤；H. 外压性移位

【知识拓展】

（1）良性气管、支气管肿瘤的特点：局灶性肿块、边界光滑清楚、无周围结构侵犯。

（2）恶性气管、支气管肿瘤的特点：形态不规则，息肉样或无蒂病变。

九、纵隔病变

【病例】

病例一　患者，男性，49 岁，胸痛数月，加重 1 周（图 2-51A）。

病例二　患者，女性，48 岁，胸背部不适数月（图 2-51B）。

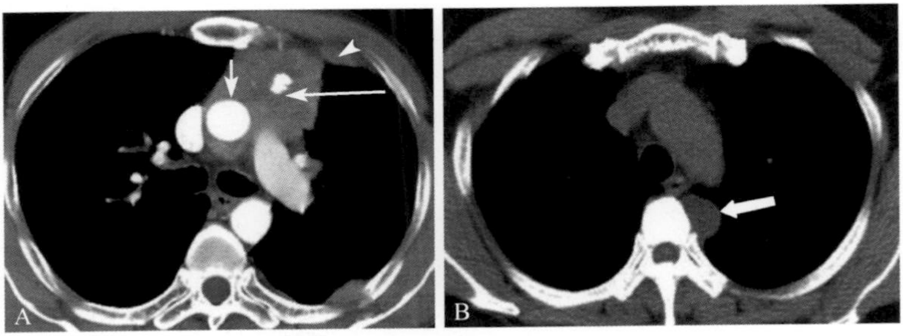

图 2-51　纵隔占位

A. 增强扫描纵隔窗示前上纵隔软组织密度占位，其内部可见钙化（长箭），病变包绕纵隔血管（短箭），侵及周围脂肪间隙，左侧胸膜局限性结节样增厚（箭头）；B. 另一患者，CT 平扫纵隔窗示后纵隔内于胸椎左侧旁宽基底与胸椎相连软组织密度占位（白箭），边界清楚光滑，密度均匀

【临床概述】　纵隔是指位于两肺之间、胸骨后方、脊柱前方、胸廓入口下方及膈肌上方之间的解剖区域，其内可发生多种局灶性和弥漫性病变。

【CT 表现】

（1）病变位于纵隔内，边缘光滑、锐利，与邻近肺组织呈钝角。

（2）密度多样，可为囊性低密度、含脂肪密度的低密度或混杂密度、高密度或高、低混杂密度等。

【知识拓展】

（1）纵隔病变与近纵隔旁肺内病变的鉴别诊断（表 2-8）。

表 2-8　纵隔肿块与肺肿块鉴别诊断

鉴别点	纵隔肿块	肺肿块
肿块边缘	光滑、锐利	边缘不规则
与肺叶关系	钝角	锐角
与纵隔结构关系	密切接触	通常不接触

（2）纵隔分区有助于判断病变性质，常用纵隔九分区法（图 2-52）。

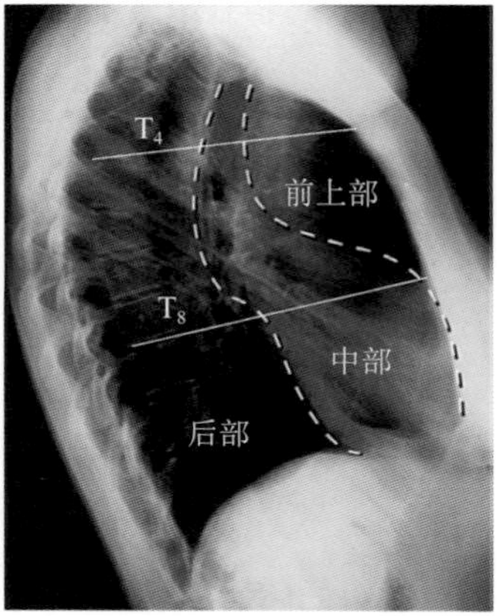

图 2-52　纵隔九分区

以心包前缘、食管前壁为界分为前、中、后纵隔；以第 4 胸椎下缘及第 8 胸椎下缘分成上纵隔、纵隔中部及下纵隔

（3）纵隔各区常见疾病（表 2-9）。

表 2-9　纵隔不同分区内常见病变

部位	常见疾病
前纵隔	胸腺瘤、淋巴瘤、生殖细胞瘤、甲状腺病变
中纵隔	肿大淋巴结、支气管囊肿、血管异常、心包囊肿、气管肿瘤
后纵隔	神经源性肿瘤、椎旁病变、血管异常、食管病变、肿大淋巴结

（4）纵隔内不同异常密度影的常见疾病（表 2-10）。

表 2-10　纵隔内不同异常密度影的常见疾病

密度	常见疾病
含脂肪	脂肪堆积、胸腺脂肪瘤、畸胎瘤
低密度	囊肿（支气管源性、心包源性、胸腺）、胸腺瘤、淋巴瘤、生殖细胞瘤、心包积液
高密度	钙化淋巴结、生殖细胞瘤、胸腺瘤、神经源性肿瘤、甲状腺肿瘤、转移瘤

（赵丽琴　董　诚）

第三节 胸部CT的学习方法及报告书写注意事项

一、胸部 CT 的学习方法

（1）在熟悉胸部解剖的基础上理解胸部的轴位断层解剖。

（2）了解 CT 设备的性能，设计适合临床情况的扫描方案。

（3） 纵向和横向学习

1）纵向学习：按照肺部疾病分类，如肺部炎症、肺结核、肺部肿瘤、纵隔肿瘤、胸膜、胸壁病变、肺部先天疾患、胸外伤等逐项纵深学习各类疾病的 CT 表现。

2）横向学习：掌握胸部 CT 的征象，包括实变、结节、空洞、间质病变、支气管病变、血管病变、纵隔病变、胸膜病变和胸壁病变等。要熟悉每一种征象的影像特征和涵盖的疾病种类，如结节病变可见于肿瘤、结核、炎症或出血等。

3）紧密结合临床。

二、胸部 CT 报告书写规范及注意事项

1. **胸部 CT 报告的书写** 需分别阅读肺窗、纵隔窗、骨窗，分别观察胸廓、气管、肺门、肺野、支气管血管束、纵隔、胸膜、膈肌及胸壁有无异常并逐一描述。

2. **胸部 CT 正常的报告模板** 胸廓对称，双肺支气管血管束清晰，肺内未见异常密度影，气管及支气管通畅，肺门及纵隔未见增大淋巴结，心脏、大血管未见异常，未见胸膜病变，胸壁软组织结构未见明显异常。

一份胸部 CT 报告要书写规范，需分别从以上提及的内容着重

描述。

3. *观察全面、仔细，报告才能详尽*　描写要用公认的放射学术语，报告描述的内容是诊断的根据。

对于具体的病变，需要描述病变的部位（左肺、右肺、肺叶、肺段、上纵隔、中纵隔、下纵隔、气管、肺门等）、数目（单发、多发）、大小、形态（类圆形、椭圆形、不规则形）、边缘、周围组织结构受累情况；纵隔淋巴结是否增大；有无胸腔积液、胸膜增厚、钙化或结节；对于行增强扫描的病变，需观察是否增强及增强的程度、范围。肺内病变是否有支气管的狭窄、牵拉、扩张、移位等；是否合并肋骨、胸椎的骨质破坏；有无肾上腺结节。此外，尚需描述对鉴别诊断有意义的阴性征象。

同时，需观察扫描野内范围，如颈部是否有淋巴结及甲状腺有无病变；上腹部内肝、胆、胰腺及肾上腺有无异常表现。

4. *诊断包括两部分*　首先是客观的征象判断，然后是对征象最可能代表疾病的主观推断。如右肺上叶肿块，考虑周围型肺癌。如不能明确诊断，提示临床某种疾病可能性大或不除外某种疾病，可建议临床进一步检查。

5. *诊断结果*　一般按照先异常后正常、先重要后次要的原则罗列。对于有多个可能性的诊断，需要按照可能性大小排列。

6. *治疗后复查的病例*　需注意与前次检查，甚至前几次的图像对比，详细描述病灶大小、密度的变化，对于临床疗效评估及疾病的鉴别诊断均有帮助。

（高　艳　赵丽琴）

第3章

肺部先天畸形

第一节　肺隔离症

【病例】 患者，男性，5岁，反复肺部感染1年多（图3-1）。

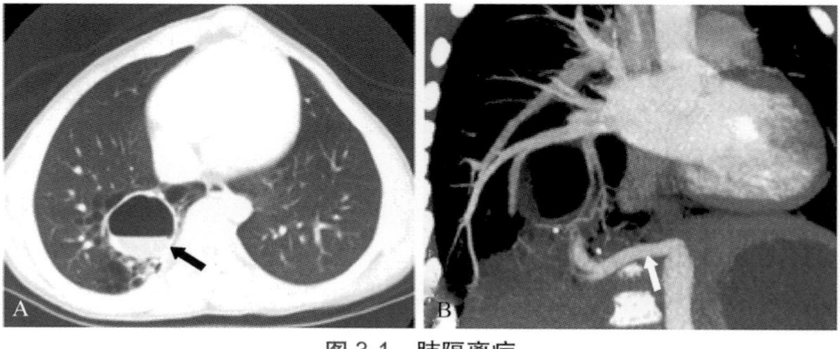

图3-1　肺隔离症

A. CT轴位肺窗示右肺下叶可见一囊状薄壁空腔，其内可见气液平面（箭示），周围肺组织可见炎症及肺气肿表现；B. CT增强斜冠状位重组示发自腹主动脉的供血动脉（箭示）

【临床概述】

（1）肺隔离症是由于先天性肺动脉发育异常，一部分肺组织不能由正常的肺动脉分支供血，病变肺组织供血来自主动脉或其分支。

（2）按有无独立的脏层胸膜分为肺叶内型和肺叶外型（图3-2），前者较常见。

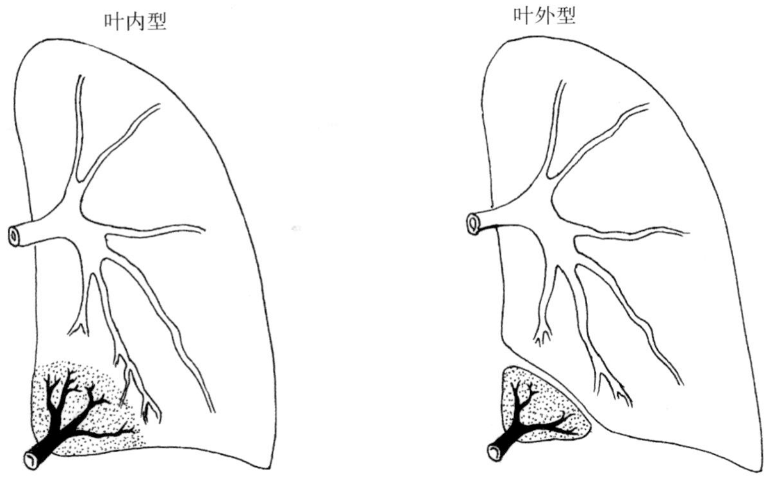

图 3-2　肺隔离症分型

（3）叶内型临床表现为反复肺部感染，伴有发热、咳嗽、咳痰、咯血等症状。叶外型多无临床症状。

【CT 表现】

（1）主要发生在双肺下叶，以左肺下叶后基底段最为常见。

（2）平扫表现为多种形态，如边缘光滑的囊状薄壁空腔（见图 3-1）或密度均匀实性肿块（图 3-3），也可为囊实性病变，边界多清楚，合并感染时周边可见实变及磨玻璃密度灶，可合并肺气肿。

（3）增强后病灶可见体循环供血动脉，可明确诊断。

【鉴别诊断】　肺隔离症需要与肺部炎症、先天性肺囊肿、肺脓肿等疾病鉴别，鉴别点主要是增强后是否存在体循环供血动脉。

【知识拓展】　叶内型和叶外型肺隔离症的鉴别要点（表 3-1）。

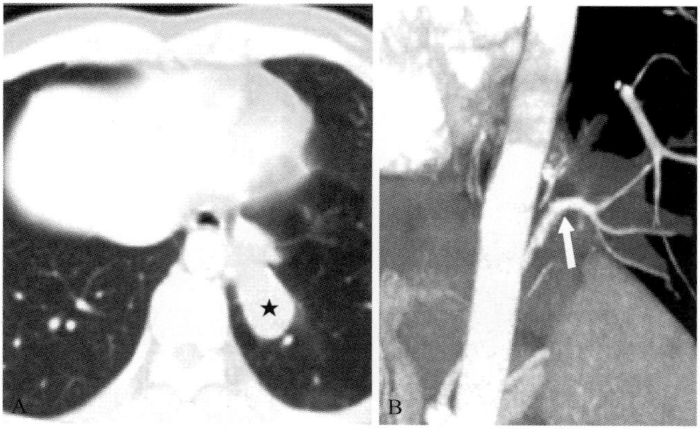

图 3-3　**左下肺隔离症**

A. CT 平扫左肺下叶后基底段均匀实性肿块（星号），边界清楚；B. 增强扫描可见发自腹主动脉的供血动脉（箭示）

表 3-1　**叶内型和叶外型肺隔离症的鉴别**

鉴别点	叶内型	叶外型
发生概率	常见（75%）	少见
好发年龄	较大儿童或成年	婴幼儿
性别比例	男女比例接近	80% 为男性
症状	反复感染	肿块
好发部位	左肺下叶	左肺下叶
胸膜解剖	无独立脏层胸膜	有独立脏层胸膜
供血动脉	胸或腹主动脉分支	腹主动脉分支（＞ 70%）
引流静脉	肺静脉	体静脉（＞ 80%）
相关畸形	罕见	常见，如单侧膈肌麻痹（60%）、单侧膈疝（30%）
发病时间	较晚，常因为反复肺炎或咯血就诊	较早，常因为其他先天性异常就诊

第二节　肺动静脉瘘

【病例】 患者，女性，15 岁，运动后发绀 1 年余，体检发现杵状指（图 3-4）。

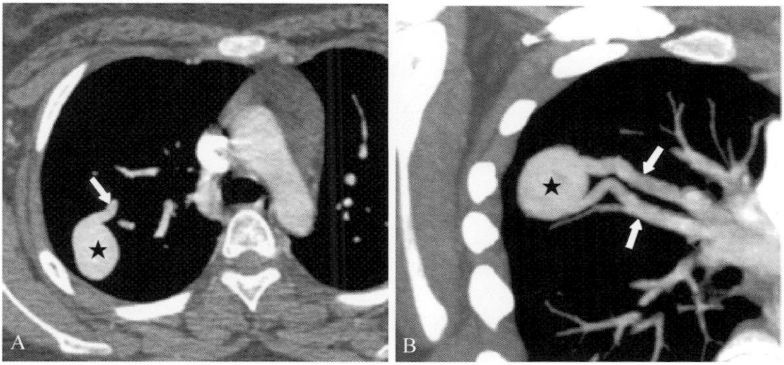

图 3-4　肺动静脉瘘

A. CT 增强轴位纵隔窗示右肺上叶类圆形肿块，强化程度与血管相同，考虑畸形血管团（星号），并可见供血动脉（箭示）；B. CT 增强斜冠状位 MIP 重组示瘘腔（星号）、供血动脉及引流静脉（箭示）

【临床概述】

1. *定义*　肺动静脉瘘是指肺动脉与肺静脉分支之间存在异常交通，而未通过正常肺脏毛细血管网，是一种少见的先天性肺部血管疾病，又称肺动脉静脉畸形。

2. *病理*　肺动静脉瘘（图 3-5）由三部分异常血管构成：供血动脉、引流静脉及二者之间的异常交通血管（图 3-5）。异常交通血管可为血管团或囊状血管腔。病理上可分为囊型和弥漫型，前者又分为单纯型和复杂型（图 3-6）。

3. *临床症状和体征*　约 2/3 为单发，最常见症状是活动性呼吸困

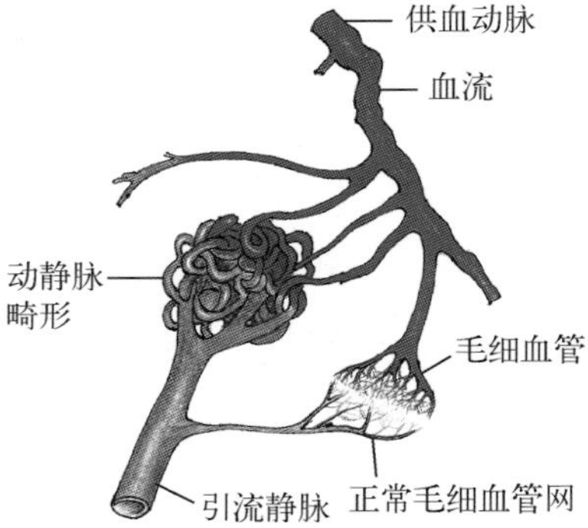

图 3-5　**肺动静脉瘘示意图**

扫一扫，见图 3-5 彩图

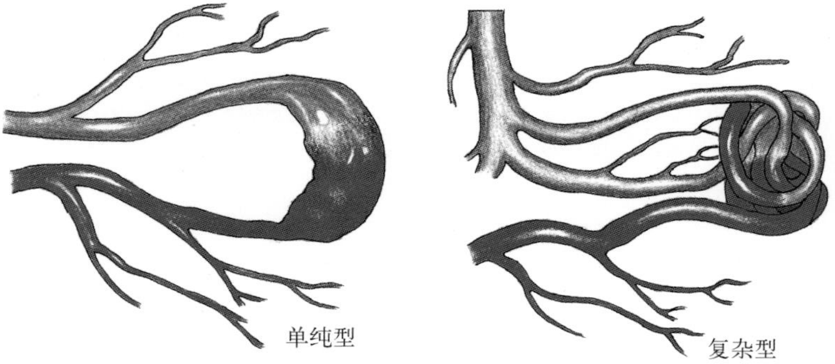

图 3-6　**肺动静脉瘘分型**

扫一扫，见图 3-6 彩图

难，可合并鼻出血、黑便和神经系统症状；常见的体征是发绀、杵状指和肺血管杂音等。

【CT 表现】

（1）平扫病灶呈圆形、椭圆形、条带状、分叶状等形态多样的结节或肿块，大小不一，边界清楚，密度均匀，多为单发。

（2）增强后可见病灶明显强化，强化程度同肺血管相同，可见与病灶相连的肺血管。

（3）CT 灌注扫描可见左心房提前显影。

【鉴别诊断】

（1）其他肺血管疾病，如肺静脉曲张，该病无供血动脉和畸形血管团，仅表现为肺静脉增粗迂曲。

（2）肺内占位性疾病，如周围性肺癌、结核瘤、错构瘤及炎性假瘤，增强扫描上述病变可有强化，但程度不及肺动静脉瘘，且没有明确的供血及引流血管。

【重点提醒】　穿刺活检为本病禁忌，因此肺内占位病变穿刺活检前应首先排除本病，以免引起严重出血。

（郭小超）

第 4 章

肺　　炎

第一节　大叶性肺炎

【病例】 患者，男性，21 岁，咳嗽、咳痰 1 周，体温升高 3d（图 4-1）。

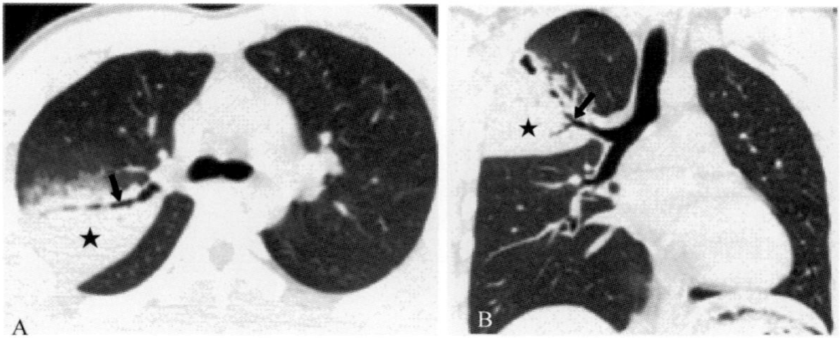

图 4-1　大叶性肺炎

A. CT 轴位肺窗示右肺上叶后段大片实变（星号），边缘可见磨玻璃密度改变，后缘边界清楚为斜裂胸膜，其内可见支气管气相（箭头）；B. CT 斜冠状位重组示右肺上叶实变（星号）及右肺上叶支气管，可见支气管气相（箭头）

【临床概述】

（1）大叶性肺炎病原菌多为肺炎链球菌，病理改变分为四期：充血期、红色肝样变期、灰色肝样变期及消散期。

（2）该病多发于青壮年，起病急，常见症状为发热、寒战、胸痛、咳嗽、咳痰等，生化检查白细胞总数及中性粒细胞比例增高。

【CT 表现】

1. 炎症早期病变 显示肺内磨玻璃密度灶，密度不均，边界模糊，可累及整个肺叶或肺段。

2. 病变发展表现 肺叶或肺段内全部或大部分实变，病灶不跨叶间裂，其内可见空气支气管征，增强后病灶内可见完整的肺血管结构。

3. 治疗后 随着炎症的吸收，病变范围较实变期缩小，密度减低。绝大部分病例短期内可完全吸收，少数病例吸收缓慢，甚至形成慢性炎症。

【鉴别诊断】

1. 肺结核 表现多样，呈多叶、多段、多形态的特征，新老病灶混合出现。

2. 中央型肺癌引起的阻塞性肺炎 好发于中老年人，可见支气管截断征象，增强扫描可见肺血管结构破坏；炎症吸收后可见肺癌表现。

3. 肺不张 可伴叶间裂的移位。大叶性肺炎不伴叶间裂的移位。

【知识拓展】 不同分期及其表现见表 4-1。

表 4-1 大叶性肺炎分期及表现

	时间	病理表现	CT 表现
充血期	24h	肺泡壁毛细血管扩张、充血、肺泡腔内浆液渗出	支气管血管束增粗，磨玻璃密度改变
红色肝样变期	2～3d	肺泡腔内大量纤维蛋白及红细胞渗出物，肺组织实变，剖面呈红色肝样	肺叶或肺段分布的实变灶，边界不清、密度不均。病灶不跨叶间裂，其内可见支气管气相
灰色肝样变期	4～6d	肺泡腔内红细胞减少，大量白细胞浸润，实变肺组织剖面呈灰色肝样	同红色肝样变期 CT 表现
消散期	1周后	炎性渗出物被吸收，肺泡腔重新充气	实变灶内密度减低、不均匀，呈散在斑片状改变

第二节　支气管肺炎

【病例】 患者，男性，58 岁，咳嗽，胸痛 1 周（图 4-2）。

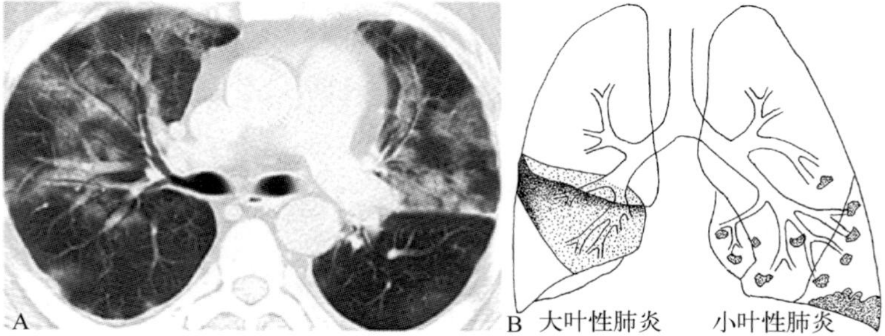

图 4-2　支气管肺炎

A. CT 轴位肺窗示双肺多发斑片状磨玻璃密度灶，边界不清、密度不均，其间可见散在正常含气肺组织，左肺上叶体积略缩小；B. 大叶性肺炎与小叶性肺炎分布示意图。大叶性肺炎的分布为单一肺叶、肺段，小叶性肺炎为多肺叶、多肺段、沿支气管血管束分布的斑点及斑片影

【临床概述】

（1）支气管肺炎又称小叶性肺炎，常见致病菌包括葡萄球菌、肺炎双球菌及链球菌等。

（2）病原菌由呼吸道进入，病理表现为支气管黏膜充血、水肿及浆液性渗出，累及呼吸性细支气管及肺泡。炎症也可沿终末细支气管横向蔓延，引起支气管周围炎及肺泡周围炎。

（3）多见于婴幼儿、老年人、极度衰弱患者。发热为主要症状，可有咳嗽、呼吸困难、发绀及胸痛。

【CT 表现】

（1）支气管肺炎累及多肺叶、多肺段，沿支气管血管束分布，下叶多见。

（2）常表现为多发、边界不清的结节样阴影，为腺泡结节，多位于小叶中央；部分呈磨玻璃密度影，部分病灶可融合。

（3）由于炎症导致终末细支气管阻塞，可引起局限性肺气肿。

（4）当化脓菌感染时，可出现大小不等的空洞。

【鉴别诊断】 细菌、病毒及真菌等病原菌都可引起支气管肺炎，有时与浸润型肺结核、结核支气管播散鉴别困难。仅根据支气管肺炎的影像表现，判断支气管肺炎的病原性质比较困难，需结合临床病史、实验室及病原学检查。

【知识拓展】 大叶性肺炎与支气管肺炎的区别（表 4-2）。

表 4-2　大叶性肺炎与支气管肺炎的区别

项目	大叶性肺炎	支气管肺炎
年龄	青壮年	婴幼儿，老年人
病原体	肺炎链球菌	多样
大体病理	单一肺叶或肺段弥漫分布	双肺沿支气管血管束不均匀分布
影像表现	实变及磨玻璃灶； 支气管气相； 病变肺体积可增大； 不跨叶间裂	多发磨玻璃灶、小叶中心结节，可融合呈斑片状实变影； 病变肺体积可缩小； 肺气肿及空洞； 胸腔积液
炎症类型	纤维素性炎症	化脓性炎症
转归	大部分病例短期完全吸收	吸收缓慢，并发症常见

第三节　间质性肺炎

【病例】 患者，女性，58 岁，间断咳嗽、咳痰 2 年余（图 4-3）。

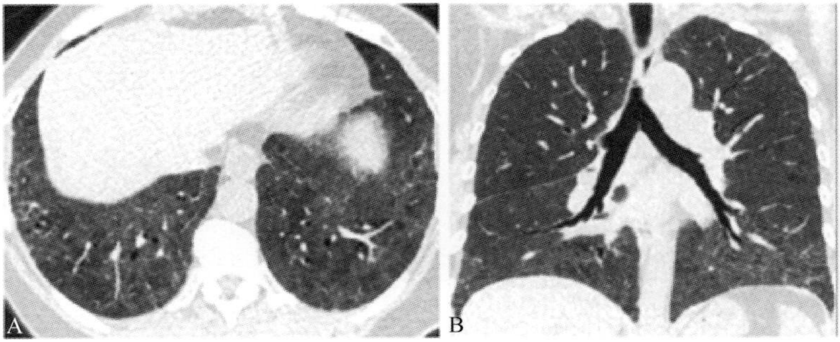

图 4-3　间质性肺炎

A. CT 轴位肺窗示双肺下叶多发斑片状磨玻璃密度灶，其内可见小叶间隔及小叶内间质弥漫增厚，呈“网格状”改变，并可见受牵拉轻度扩张的支气管；B. CT 冠状位重组示病灶主要位于双肺下叶及胸膜下

【临床概述】

（1）间质性肺炎是肺间质疾病的常见类型，炎症主要累及肺间质，分为特发性和继发性，继发性又可分为感染性及非感染性。

（2）病理上表现为肺间质水肿和炎细胞浸润。较严重的病变炎症细胞浸润、毛细血管淤血和炎性水肿明显，引起肺间质增厚，同时伴有肺泡Ⅱ型上皮细胞增生和渗出。进展缓慢的病变肺间质主要为淋巴细胞浸润，肺泡腔可无明显异常。

【CT 表现】

（1）病变分布广泛，多累及两侧肺，好发于肺门附近及下叶。

（2）肺间质病变表现：磨玻璃密度影、小结节、网状及线状影、蜂窝影、牵拉性支气管扩张、支气管血管束增粗、支气管壁增厚；

感染性间质性肺炎可引起反复发生和消失的气体潴留或肺不张。

（3）HRCT 有助于早期诊断。

【知识拓展】 特发性间质性肺炎 CT 表现（表 4-3）。

表 4-3 特发性间质性肺炎 CT 表现及鉴别诊断

临床	典型 CT 表现	病灶分布	鉴别诊断
UIP	网格影、蜂窝肺，牵拉性支气管扩张，纤维索条及少许磨玻璃影	下肺、外周及胸膜下为主，呈“阶梯状”分布	石棉沉着病、胶原血管病、过敏性肺炎、结节病
NSIP	网格影，牵拉性支气管扩张，不规则线状、磨玻璃密度及实变影	下肺、外周及胸膜下为主	UIP、DIP、COP、过敏性肺炎
COP	斑片状实变及结节影	胸膜下，支气管周围	韦格纳肉芽肿、支气管肺泡癌、淋巴瘤、嗜酸细胞肺炎、NSIP
AIP	双肺弥漫实变及磨玻璃影，晚期牵拉性支气管扩张症	弥漫	急性肺水肿、ARDS、急性嗜酸细胞肺炎
DIP	磨玻璃影及网状线影	下肺、外周及胸膜下	RB-ILD、过敏性肺炎、PCP
RB-ILD	小叶核心结节或斑片状磨玻璃影	弥漫或上肺为主	DIP、NSIP、过敏性肺泡炎
LIP	小叶核心或沿淋巴管结节，薄壁气囊	弥漫或外周及胸膜下	结节病、癌性淋巴管炎

注：UIP，寻常型间质性肺炎；NSIP，非特异性间质性肺炎；COP，隐源性机化性肺炎；AIP，急性间质性肺炎；DIP，脱屑性间质性肺炎；RB-ILD，呼吸性细支气管炎间质性肺疾病；LIP，淋巴细胞性间质性肺炎；PCP，肺囊虫肺炎。

第四节　肺　脓　肿

【病例】　患者，男性，49 岁，发热，咳嗽，咳浓臭痰 3d（图 4-4）。

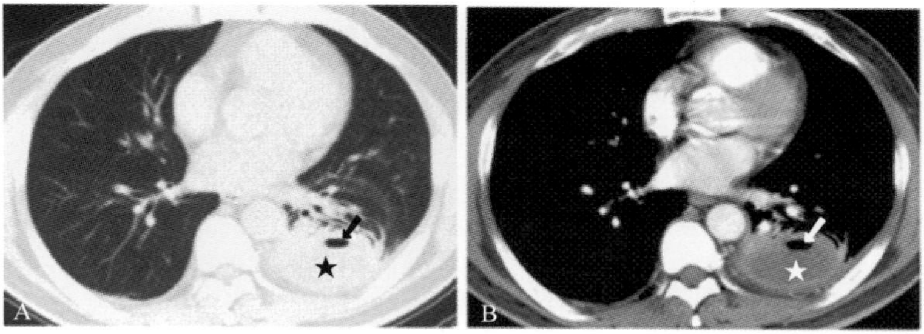

图 4-4　肺脓肿

A. CT 轴位肺窗示左肺下叶后基底段团片状高密度影（星号），边界欠清，周围可见纤维索条及磨玻璃密度灶，其内可见气 – 液平面（箭头）；B. CT 增强扫描轴位纵隔窗示左肺下叶后基底段病灶内呈无强化液体密度（星号），其内见气 – 液平面（箭头），病灶周围壁可见强化

【临床概述】

（1）肺脓肿是由化脓菌引起的肺部化脓性炎症，病变液化、坏死及坏死物排出后形成空洞为其主要特征，可为病原菌经呼吸道感染或通过血行感染。

（2）根据临床经过分为急性和慢性。急性肺脓肿表现为发热、咳嗽、胸痛、咯血，白细胞总数增加。慢性肺脓肿可由急性肺脓肿发展而来，也可无急性过程，白细胞总数可无变化。

【CT 表现】

（1）肺脓肿可呈结节状或团块状，有时呈不规则形；气道来源肺脓肿常单发，血行来源常多发，边缘模糊，部分病灶周围可见片状实变及磨玻璃影。

（2）病灶中央为液化坏死区，若脓腔与支气管相通，脓液排出可形成空洞，空洞内可形成液平。

（3）急性肺脓肿内壁多不规则；慢性肺脓肿洞壁较厚，一般不规则或形成多房空洞。

（4）CT 增强扫描空洞壁可见强化。

（5）慢性肺脓肿周围可有较广泛的纤维索条影，可伴支气管扩张或肺气肿或胸膜增厚表现。

【鉴别诊断】

（1）肺脓肿形成空洞之前，需与大叶性肺炎鉴别。大叶性肺炎按肺叶分布；肺脓肿可跨叶分布，增强 CT 肺脓肿可显示中央相对低密度和强化明显的脓肿壁。

（2）肺脓肿空洞性病变应与肺结核、周围型肺癌引起的肺空洞鉴别（见表 2-6）。查痰找结核杆菌或癌细胞对鉴别诊断有帮助，抗生素治疗动态变化快，倾向于肺脓肿的诊断。

（3）肺囊肿继发感染，病变周围无浸润或浸润很少，无明显临床症状。

（4）血源性肺脓肿与转移瘤鉴别。后者肺部感染症状不明显，有原发肿瘤病史；前者有脓毒血症的临床表现。

第五节　过敏性肺炎

【病例】 患者，女性，43 岁，接触禽类后咳嗽伴呼吸困难 6h（图 4-5）。

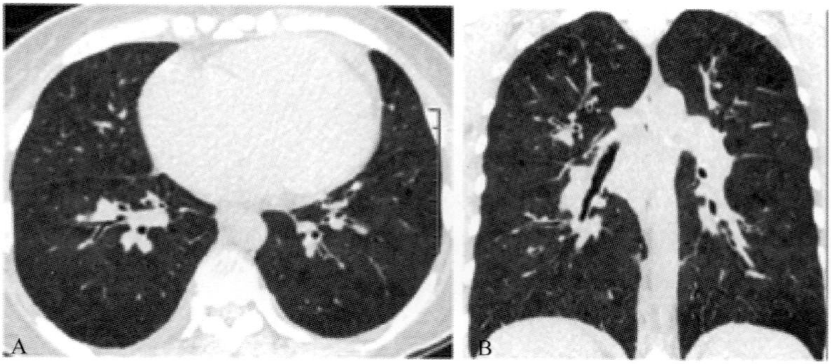

图 4-5　过敏性肺炎

A. CT 轴位肺窗示双肺弥漫斑片状磨玻璃密度影，边界不清；B. CT 冠状位重组肺窗示病灶沿支气管血管束分布为主，胸膜下区受累程度较轻

【临床概述】

（1）过敏性肺炎是机体对于某种物质过敏引起的肺部炎症。寄生虫毒素、花粉、真菌、谷物、动物毛发、鸽粪及某些药物均可为过敏原。但部分患者查不出过敏原，目前认为自身免疫因素也可导致过敏性肺炎的发生。

（2）主要病理变化为渗出性肺泡炎和间质性肺炎，渗出液为浆细胞、淋巴细胞及组织细胞，有时可见到嗜酸性粒细胞。

（3）临床症状差别较大，急性者接触过敏原后即可出现咳嗽、发热、寒战、呼吸困难等症状。亚急性或慢性者临床表现与慢性支气管肺炎相似。长期慢性者可导致肺间质纤维化。

【CT 表现】

（1）过敏性肺炎 CT 表现主要为肺泡炎和间质性肺炎。

（2）肺泡炎表现为肺内边界模糊的小叶中心磨玻璃结节，为肺泡腔内充满浆液性渗出物所致。

（3）间质性肺炎表现为肺内磨玻璃影及网格影，其间可见沿肺间质分布的粟粒大小的结节。

（4）病变加重后，病灶可融合成斑片、大片状影，边界模糊，部分病灶内可见支气管气相。

（5）有些患者可见肺门及纵隔淋巴结肿大。

【鉴别诊断】 过敏性肺炎不同时期的 CT 表现多样，需与支气管炎、间质性肺炎、肺结核及特发性肺间质纤维化相鉴别。若出现肺内病变与一定工作及生活环境相关时，应考虑过敏性肺炎的可能。

【知识拓展】 过敏性肺炎不同时期特点（表 4-4）。

表 4-4　过敏性肺炎不同时期特点

不同时期	时间窗	临床表现	CT 表现	病理	预后
急性期	4 ～ 48h	发热、寒战、咳嗽、低氧血症、肌肉痛	双肺多发磨玻璃影	肺泡炎	良好
亚急性期	数周至 4 个月	呼吸困难、咳嗽	小叶中心微结节、空气潴留征	肉芽肿、支气管炎	良好
慢性期	4 个月至数年	呼吸困难、咳嗽、疲劳、体重下降	纤维化、蜂窝肺、肺气肿	淋巴细胞浸润、肺间质纤维化	不良

第六节　肺真菌感染

【病例】

病例一　患者，男性，75 岁，间断咳嗽、咳痰 3 个月，既往肺结核病史（图 4-6A）。

病例二　患者，女性，42 岁，哮喘 5 年余，咳嗽、咳痰、咯血 1 周（图 4-6B）。

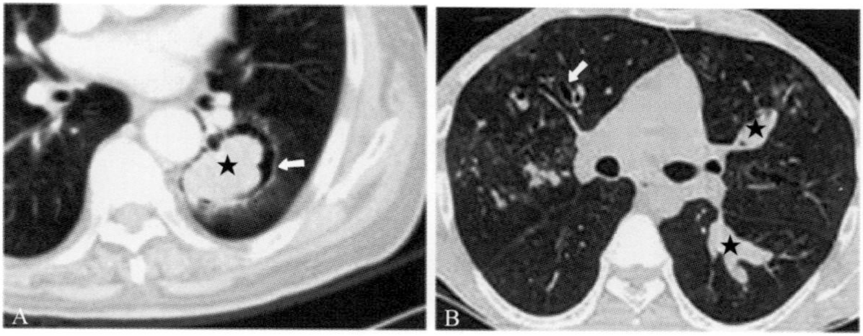

图 4-6　肺曲霉菌病

A. CT 轴位肺窗示左肺下叶背段见一薄壁空洞（箭头），边界欠清，可见磨玻璃密度灶。空洞内可见一真菌球（星号）；B. CT 轴位肺窗示左肺多发支气管黏液栓，呈指套样分布（星号），右肺中叶可见支气管扩张（箭头）

【临床概述】

（1）肺真菌感染包括肺曲霉菌病、隐球菌病、白色念珠菌病、放线菌和奴卡菌病等。以曲霉菌感染最为常见。

（2）肺曲霉菌病分为腐生型、过敏性支气管肺型、侵袭型（表 4-5）。

（3）肺真菌感染易发生于免疫功能障碍患者，也可见于免疫功能正常者。患者因直接吸入病原菌，或病原菌经血行感染肺部而发病。

表4-5　不同类型肺曲霉菌病的特点

曲霉菌病	病理	临床	实验室	CT表现
腐生型肺曲霉菌病	曲霉菌寄生于肺内原有空洞或空腔内，形成曲霉菌球，由菌丝、菌体等黏液和纤维素构成，可随体位移动，肺内原有空腔或空洞常为支气管扩张症、肺囊肿、肺结核空洞、慢性肺脓肿或肺癌	无特异性	血清凝集试验多呈阳性	肺内空腔及空洞内结节，可见“空气新月征”“晕环征”
过敏性支气管肺曲霉菌病（ABPA）	机体对曲霉菌发生变态反应而引起，支气管分泌黏液增多合并菌丝，分泌物不易排出，形成支气管黏液栓塞	哮喘病史	嗜酸性粒细胞增多；血清IgE蛋白增高；血清凝集实验阳性	支气管黏液栓CT表现为条状致密影，呈“Y”形、“V”形、指套样分布。黏液栓排出后形成支气管扩张的影像
侵袭性曲霉菌病	多发生于免疫功能缺陷的患者，如急性白血病、慢性消耗性疾病、恶性肿瘤、移植术后免疫抑制、艾滋病等 起病较急、预后较差	支气管肺炎、出血性肺栓塞		肺内多发斑片状渗出影，可融合成小叶、肺段或肺叶实变，也可形成空洞

【CT 表现】

（1）肺炎型：斑片状实变影，可累及多个肺段及肺叶，少数呈节段性改变，多见于念珠菌和曲霉菌感染。

（2）肿块 / 结节或空洞型：炎性肿块或结节，由纤维包膜包围，内可见多处透亮区，多见于隐球菌、组织胞浆菌等；肿块或结节周围环绕磨玻璃密度影（晕征），可能是邻近肺组织出血所致，多见于曲霉菌感染。

（3）曲霉菌球：由曲菌丝和纤维黏液混合而成，寄生在肺空洞或囊状扩张支气管内，呈圆形、椭圆形，曲菌球与囊腔之间形成新月状或环形透亮影——空气新月征 (图 4-7，图 4-8)，为曲霉菌感染典型表现。

（4）散在小结节型：粟粒样病变，多以中下肺为主，大小不等。

（5）胸膜炎：病灶靠近胸膜或经血行播散侵犯胸膜所致，有胸腔积液和胸膜肥厚改变。

（6）不同类型曲霉菌的表现各有不同，见表 4-5。

【鉴别诊断】 肺真菌感染影像学表现复杂多样，单独依靠影像学表现诊断困难。

（1）腐生型曲霉菌感染需与肺内空洞性病变鉴别，如结核干酪样空洞及肺癌空洞，空洞内真菌球形成且可随体位变换，故体位移动有助于本病诊断。

（2）ABPA 需与中央型肺癌、先天性支气管闭锁、慢性支气管炎等引起的支气管黏液栓相鉴别。长期支气管哮喘病史及痰栓真菌试验阳性可诊断。

【知识拓展】 空气新月征：肺内空洞或空腔内的球形病灶与洞壁之间形成的新月形透亮影（见图 4-7，图 4-8）。其特点为随着患者体位的移动，球形病灶位置可变，位于近地位。最常见于肺曲霉菌病，亦可见于放线菌病、脓毒性栓子、肺炎克雷伯杆菌感染、结核及肿瘤。

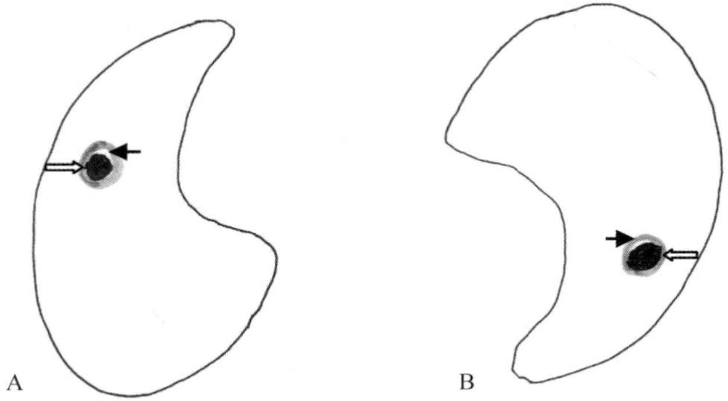

图 4-7　**空气新月征示意图**

A. 仰卧位；B. 俯卧位。肺空洞内可见真菌球（箭头），其上方与空洞之间的气体影，即为“空气新月征”(箭示)，俯卧位真菌球移至下方，新月形空气位于上方（箭示）

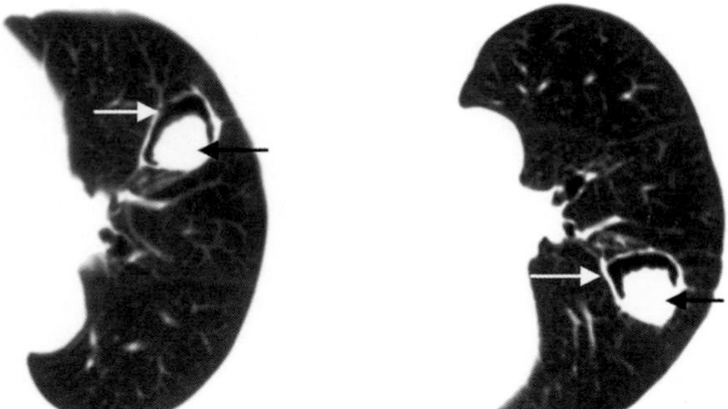

图 4-8　**空气新月征**

空气新月征（白箭），真菌球（黑箭）

（郭小超）

第 5 章

肺　结　核

第一节　原发型肺结核

【病例】　患者，男性，15 岁，咳嗽、发热、盗汗、乏力 4d（图 5-1）。

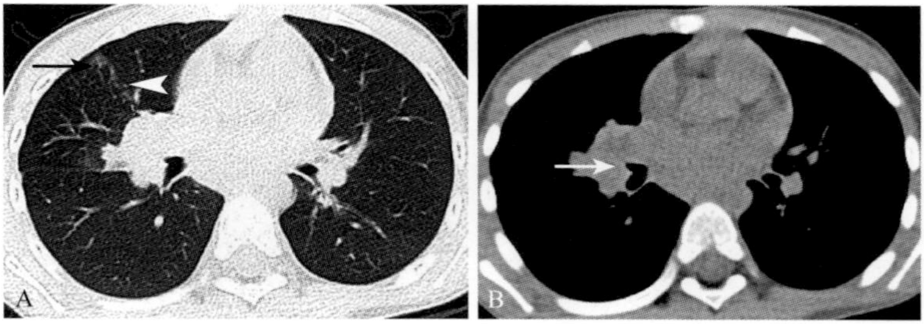

图 5-1　原发型肺结核

A. CT 肺窗示右上肺斑片实变影（箭示），其内侧可见线状高密度影通向右肺门（箭头示）；B. 纵隔窗示右肺门增大（箭示）

【临床概述】

（1）机体初次感染结核菌引起的原发型肺结核，是儿童肺结核的主要类型，少数见于青年。

（2）临床症状主要有低热、盗汗、乏力、食欲减退、消瘦、轻咳等。

【CT 表现】　原发综合征典型表现包括肺内原发灶、淋巴管炎和（或）肺门淋巴结增大。

1. 原发灶　好发于肺胸膜下，多单发，偶多发，表现为小斑片状实变影，边界模糊，密度均匀，病变进展可出现大片状致密影。

2. 淋巴管炎　自原发灶引向肿大淋巴结的一条或数条模糊的条索状密度增高影。

3. 肺门和（或）纵隔淋巴结肿大　增强后，肿大淋巴结中心不强化，边缘环形或分隔状强化。

【鉴别诊断】

1. 小叶性肺炎　好发于中下肺野，一般2～3周可见明显吸收，肺结核原发灶吸收慢，需要数月以上。

2. 中心型肺癌　单纯胸内淋巴结结核，肺门增大需要与中央型肺癌鉴别，后者多见于成人，肺门肿块呈分叶状，支气管可见侵犯、狭窄，可合并阻塞性肺炎等，结合患者年龄、CT表现、临床症状及实验室检查不难诊断。

3. 结节病　本病表现为单侧或双侧肺门增大、纵隔淋巴结增大，多发于中年女性，结核菌素试验阴性，激素治疗可好转。

4. 淋巴瘤　肺门及纵隔淋巴结肿大，多为双侧性，互相融合成团，可侵犯血管壁。

【重点提醒】

（1）原发病灶、淋巴管炎及肺门和（或）纵隔肿大淋巴结连接在一起，称为“哑铃征”。

（2）原发综合征的肺部病灶及淋巴管炎吸收较快或反应较轻而显示不明显时，主要表现为纵隔和（或）肺门肿大淋巴结，称为胸内淋巴结结核。

第二节　血行播散型肺结核

【病例】 患者，男性，34 岁，发热、咳嗽、头痛、气短（图 5-2）。

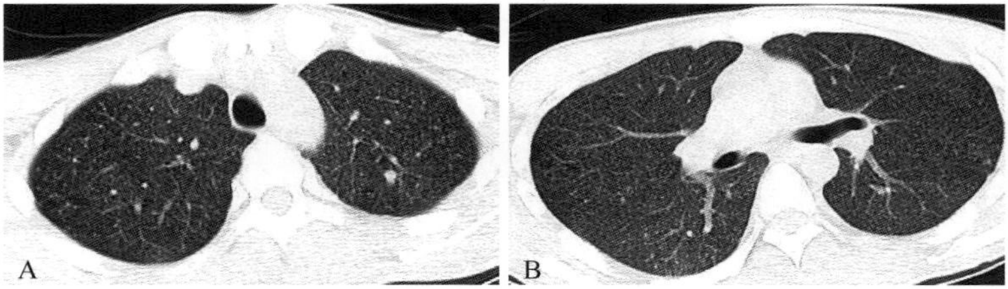

图 5-2　急性血行播散型肺结核

A、B. CT 肺窗示双肺上叶及下叶背段多发粟粒大小的结节，结节的分布、大小及密度均较均匀

【临床概述】

（1）本病为结核菌经血液循环进行播散的结核。

（2）根据结核菌侵入血液循环的途径、数量、次数和机体的反应，可分为急性、亚急性和慢性血行播散型肺结核。前者为大量结核菌一次或短时间内数次侵入血液循环所致，多见于儿童及原发性肺结核；后者为少量结核菌较长时间内多次侵入血液循环所致。

（3）可有高热、寒战、不适、乏力、咳嗽、气短，少数患者可有头痛、头晕、恶心等。

【CT 表现】

1. *急性血行播散型肺结核*　两肺广泛均匀分布粟粒大小的结节状密度增高影，特点为“三均匀”，即病灶分布均匀、大小均匀和密度均匀。粟粒影直径 1 ～ 2mm（见图 5-2）。

2. *亚急性或慢性血行播散型肺结核*　病灶分布不均匀，以两中上肺野分布较多；大小不均，从粟粒结节到互相融合而成的大结节；

密度不均，有渗出病变，大部分病变呈增殖改变，部分病灶还可见钙化，即分布、大小、密度“三不均匀”（图 5-3）。

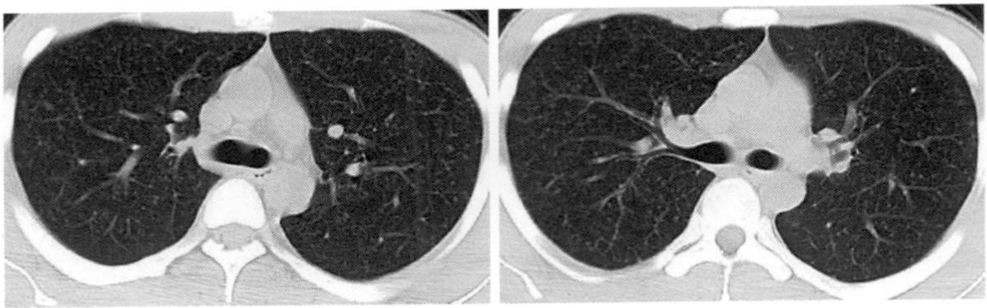

图 5-3 亚急性血行播散型肺结核

两肺内弥漫分布小结节灶，大小不等，部分边界清晰，可见钙化灶，以双肺上叶明显

【鉴别诊断】

1. 肺尘埃沉着病 患者有粉尘接触史，硅沉着病表现为双肺粟粒状结节影，分布以中下肺野为主，斑点状影不规则，密度相对较高，边缘清晰，长期随访变化不明显。

2. 肺粟粒状转移癌 患者有原发癌的病史，病灶大小不均匀，密度高低不均，转移癌在短时间内可以渐进性增大为其特点。

3. 细支气管肺泡癌 以双肺中下肺野为主的广泛小斑点、小斑片及小结节状阴影，大小为 1 ～ 2mm。临床有刺激性咳嗽，咳黏液痰，痰培养阳性。

第三节　继发性肺结核

【病例】

病例一　患者，女性，45 岁，咳嗽、咯血，发热 1 周（图 5-4）。

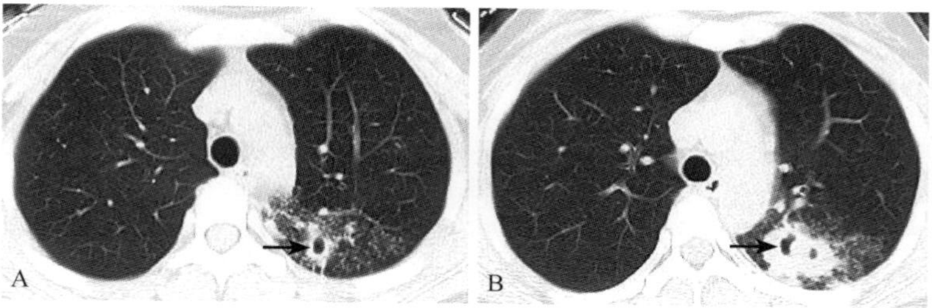

图 5-4　继发性肺结核

A、B. CT 肺窗示左肺上叶尖后段空洞性病灶（箭示），洞壁较厚、光滑，周围斑点状高密度灶

病例二　患者，男性，47 岁，低热、咳嗽、胸痛 3d。痰涂片结核杆菌阳性，糖尿病史 10 年（图 5-5）。

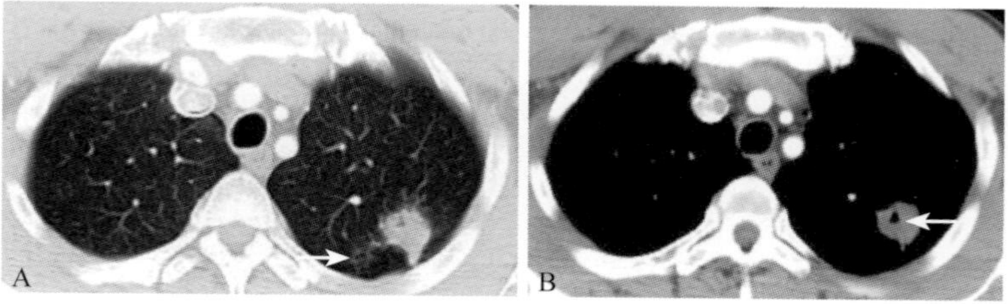

图 5-5　结核球

A. 平扫肺窗；B. CT 增强纵隔窗。左肺上叶尖后段类圆形结节，无明显强化，其中央可见偏肺门侧空洞（B，箭示），病灶周围有卫星灶（A，箭示），其后缘可见胸膜粘连

病例三 患者，男性，24 岁，学生，咳嗽、发热 2 月余（图 5-6）。

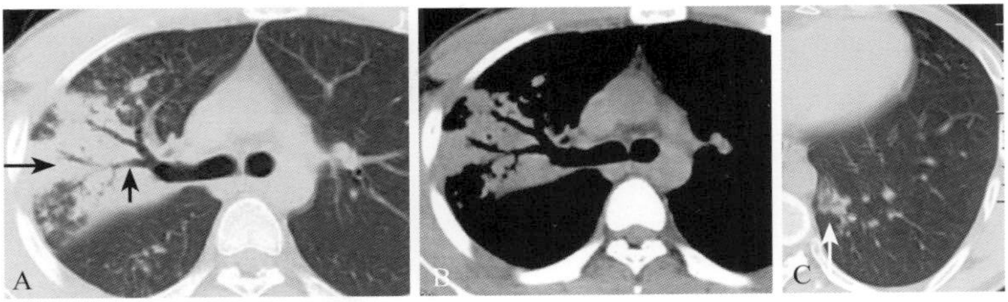

图 5-6 干酪样肺炎

A、C. CT 平扫肺窗；B. CT 平扫纵隔窗。右肺上叶片状实变及多发小结节（A，长箭示），其内见空气支气管征（A，短箭示），左肺下叶散在小片状实变及小结节影（C，箭示）

病例四 患者，男性，72 岁，间断发热、咳嗽、咳痰 5 年，加重伴胸闷、气喘 1 年（图 5-7）。

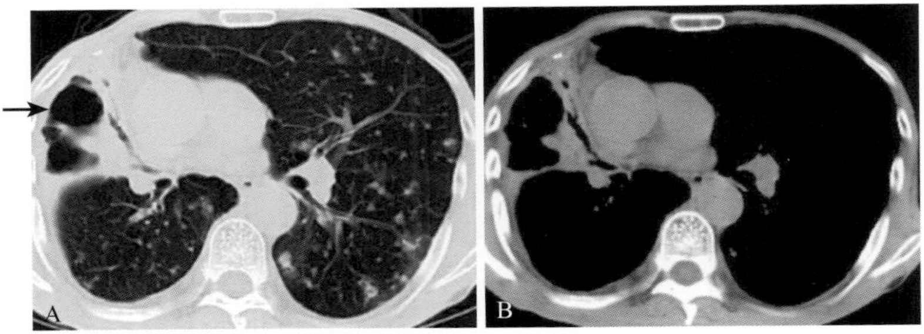

图 5-7 空洞为主型继发性肺结核

A. CT 平扫肺窗；B. CT 平扫纵隔窗，示右肺中叶体积缩小，见较大空洞（箭示），壁不规则，似与支气管相通；两肺可见大小不等索条、结节，密度不均匀；气管、纵隔右移，右侧胸廓塌陷、肋间隙变窄

【临床概述】

（1）多见于成人。

（2）好发于上叶尖、后段，锁骨上、下区及下叶背段。

（3）包括渗出性病变、增殖性病变、空洞病变、结核球及纤维化、钙化等。因疾病的发展阶段不同而有不同的表现。

（4）残留病灶中的结核菌在机体免疫功能低下时再次活动或机体再次感染结核菌均可引起浸润性肺结核。

（5）患者有咳嗽、低热、盗汗、乏力、消瘦等症状。

【CT 表现】

1. 渗出浸润为主型

（1）双肺上叶尖、后段和（或）下叶背段结节状、不规则斑片状或簇状影，密度不均匀，边缘模糊，有时病灶内可见小空洞或空气支气管气征（见图 5-4）。

（2）多发、散在、边缘模糊。

（3）增殖性病变：呈斑点状影，密度较高，边缘清楚，病灶内或周围可见不规则钙化灶。

（4）可伴纤维化病变：呈索条样高密度影。

2. 干酪为主型　包括结核球和干酪样肺炎。

（1）结核球：为一种干酪样病变被纤维组织包围而成的球型病灶，好发上叶尖、后段和（或）下叶背段，多单发，呈类圆形，多数密度不均匀，内部可有半月形空洞及层样或散在的斑点状钙化，边缘清楚，少数可见长毛刺及胸膜凹陷征。周围常可见卫星灶，增强检查病灶不强化或仅轻度强化（见图 5-5）。

（2）干酪样肺炎：肺叶或肺段的大片状致密影，中心密度高，周边密度低，边缘较模糊，以上叶多见；内可见多发小空洞，下肺常可见沿支气管分布的播散病灶（见图 5-6）。

3. 空洞为主型　以纤维厚壁空洞、纤维化及支气管播散病灶为主。

（1）纤维厚壁空洞：肺段或肺叶高密度影内厚壁空洞，内无气 - 液平面。肺门侧可见引流支气管与空洞相通（见图 5-7）。

（2）纤维化病灶：空洞周围索条影。

（3）支气管播散病灶：见于空洞病变同侧和对侧肺内，密度不同，结节状，可见钙化（见图 5-7）。

（4）同侧肺门上提，纵隔向患侧移位。

（5）继发支气管扩张症，代偿性肺气肿。

【鉴别诊断】

1. 大叶性肺炎　需与渗出浸润为主型肺结核及干酪样肺炎鉴别。表现为斑片状渗出影，中心密度高，周围密度低，其内常见支气管气相，后者在结核病变中很少出现。肺炎短时间内可见阴影变化，临床发病急，高热，痰培养可查出致病菌。

2. 肺癌　结核球需与周围型肺癌鉴别，肺癌可生长于各个肺叶或肺段，分叶状，有毛刺，病灶内少见钙化，周围无卫星灶，进行性增大，增强检查病灶有明显或不均匀强化。

3. 空洞病变的鉴别　空洞为主型肺结核需与肺癌及肺脓肿空洞鉴别（见表 2-6）。

第四节　结核性胸膜炎

【病例】 患者，男性，64 岁，既往肺结核病史 20 余年（图 5-8）。

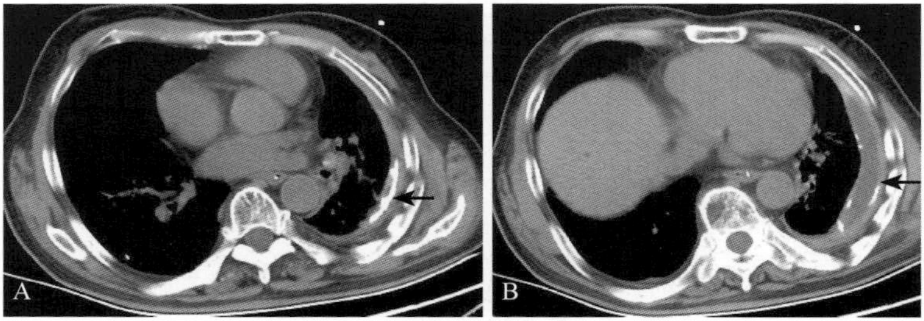

图 5-8　包裹性积液并胸膜肥厚、钙化

A、B. CT 纵隔窗，左侧胸廓塌陷，左侧包裹性胸腔积液（B，箭示），左侧胸膜增厚、多发钙化（A，箭示）

【临床概述】 多见于儿童与青少年，可见于原发性或继发性肺结核。结核性胸膜炎可与肺结核同时出现，也可单独发生。

【CT 表现】

1. *游离性胸腔积液*　CT 较易显示少量游离性积液，表现为沿后胸壁的弧线状或新月形均匀水样密度。大量积液可致同侧肺不张，纵隔向对侧移位（图 5-9）。

2. *叶间积液*　表现为叶间裂区密度均匀的梭形水样密度影（图 5-10）。

3. *包裹性积液*　表现为以宽基底与胸膜相连的扁丘状或半圆形密度增高影（见图 5-8B）。

4. *胸膜增厚、粘连及钙化*　见于病程较长时（见图 5-8A）。

【鉴别诊断】

1. *癌性胸腔积液*　是中晚期肺癌患者胸膜转移后常见的并发症，胸膜有或无增厚，但无钙化。结合肿瘤病史不难诊断。

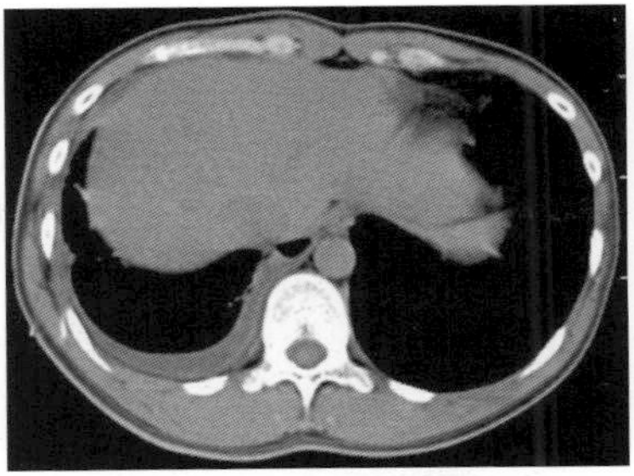

图 5-9 **右侧胸腔游离性积液**

纵隔窗示右侧胸腔弧形水样密度影

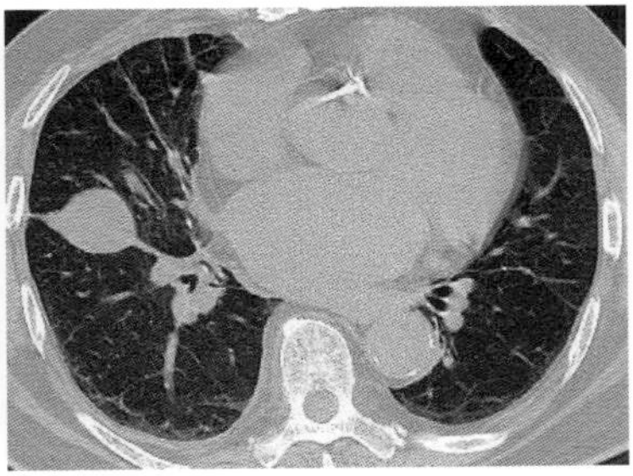

图 5-10 **右侧叶间积液**

肺窗示右侧叶间胸膜处梭形液性密度影，边缘光滑、锐利，与叶间胸膜相连

2. *间皮瘤* 胸膜广泛增厚呈不规则状或结节状，厚薄不均，可累及纵隔胸膜，伴大量胸腔积液。恶性胸膜瘤可有肋骨、脊柱、心包、胸壁、纵隔转移。

（高 艳）

第 6 章

肺 肿 瘤

第一节 良性肿瘤及肿瘤样病变

一、错 构 瘤

【病例】 患者，男性，71 岁，咯血 1 个月（图 6-1）。

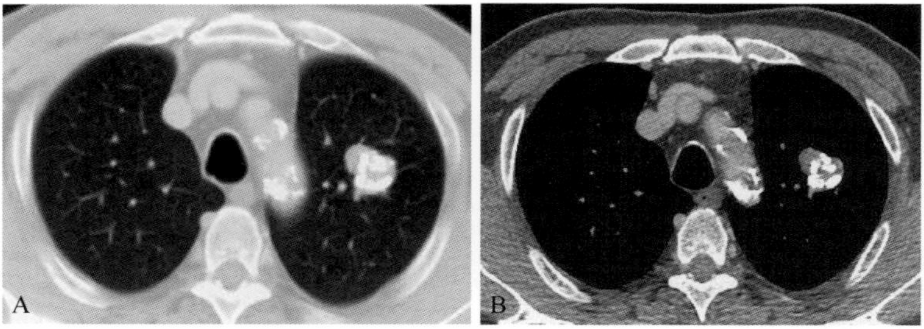

图 6-1 肺错构瘤（一）

A. 平扫肺窗：左肺上叶尖后段类圆形混杂密度结节，边界清晰光整，边缘可见浅分叶；B. 平扫纵隔窗可见其内“爆米花”样钙化

【临床概述】

（1）错构瘤是肺内最常见的良性肿瘤，占所有肺结节的 6%，多发于中老年人，生长缓慢。

（2）根据发生的部位分为周围型和中央型，位于肺段以下支气管和肺内的错构瘤称为周围型错构瘤；发生在肺段和肺段以上支气气管内者称为中央型错构瘤。

（3）在组织学上，周围型错构瘤主要由软骨组织构成，并混有纤维结缔组织、平滑肌和脂肪组织等；中央型错构瘤内脂肪组织较多。

（4）病灶较小时无任何症状，多在体检时偶然发现；较大的周围型错构瘤可引起咳痰、咯血及气短等压迫症状，较大的中央型错构瘤主要临床表现为由阻塞性肺炎引起的咳嗽、咳痰、发热及胸痛。

【CT 表现】

1. 形态及边缘　肺内型错构瘤 CT 表现为肺内圆形、类圆形或椭圆形结节，多数病变边缘清楚、光滑，也可轻度凹凸不平或不规则，多位于肺实质表浅位置。中央型错构瘤表现为较大的支气管或气管腔内结节，边缘光滑，可出现阻塞性肺炎、阻塞性肺不张和阻塞性肺气肿等。

2. 钙化　肺错构瘤的特征性表现之一，由瘤体内的软骨成分部分钙化或骨化所致，典型表现为“爆米花”样钙化。

3. 脂肪　脂肪岛在 CT 上表现为局灶性脂肪密度，CT 值为－90～－40HU（图 6-2），对错构瘤具有特异性诊断价值。

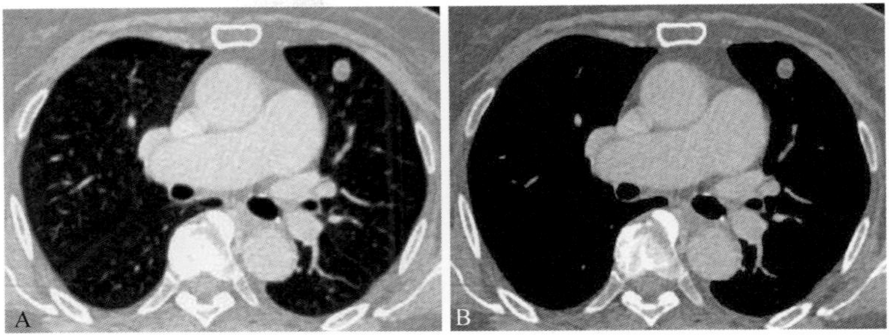

图 6-2　**肺错钩瘤（二）**

A. 平扫肺窗示左肺上叶前段类圆形结节，边界清晰光整；B. 增强纵隔窗可见结节内局部呈脂肪密度，CT 值约－53HU

4. 增强扫描　大多无明显强化或轻度强化。

【鉴别诊断】

1. 结核球　错构瘤边缘光滑，钙化多呈环状、点状，或典型“爆米花”样钙化，部分 CT 可显示脂肪样密度，无卫星灶；而结核球通常有结核病史，其钙化多呈斑片状或不规则钙化，周围常有卫星灶。

2. 周围型肺癌　错构瘤边界清楚，无毛刺，肿块内混杂密度，无胸膜凹陷征及血管集束征，增强扫描无明显强化或轻中度强化，均有别于肺癌的 CT 表现。

3. 中央型肺癌　错构瘤不引起支气管壁增厚，无肺门肿块及淋巴结转移，有助于鉴别。

4. 肺转移瘤　肺转移瘤若为肺内孤立结节影易与本病混淆，转移瘤有原发肿瘤病史，一般密度均匀，无脂肪组织，少见钙化，增强扫描一般有强化，而错构瘤无明显强化。

5. 支气管阻塞后继发性改变　支气管内型错构瘤影像多表现为支气管阻塞后的继发性改变，与其他病变引起支气管阻塞后的改变极为相似，应注意与支气管肺癌、支气管内膜结核、异物等鉴别，确诊依赖于纤维支气管镜病理。

【重点提醒】

（1）错构瘤是肺内最常见的良性肿瘤。

（2）病灶内含有脂肪密度及“爆米花”样钙化是其特征性的 CT 表现。

二、肺炎性假瘤

【病例】 患者，男性，37 岁，体检发现肺部结节（图 6-3）。

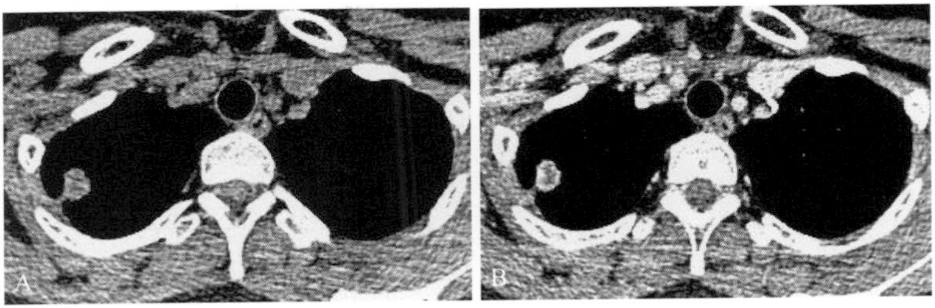

图 6-3 肺炎性假瘤

A. 平扫纵隔窗示右肺上叶尖段见一类圆形软组织密度结节，边缘可见分叶，边界清晰，其内密度不均，可见邻近胸膜增厚粘连；B. 增强扫描纵隔窗示结节外周明显强化

【临床概述】

（1）本病为增生性炎症，由多种细胞组成并有纤维化。

（2）发病年龄以 30 ～ 40 岁多见，男性多于女性。

（3）较常见的症状为咳嗽，也可无任何临床症状。

（4）部分患者曾有急性炎症病史，但多数患者无明确炎症既往史。

【CT 表现】

1. 特点　肺炎性假瘤的影像表现缺乏特征性。

2. 分布　可发生于双肺各叶，多见于肺外围。

3. 形态　圆形或类圆形，肺窗及纵隔窗所显示的形态大小一致。

4. 密度　较均匀的软组织密度，少数可见病灶内有不规则钙化、小空洞或空气支气管征。

5. 边缘　清楚光滑，多呈浅分叶，少数可有毛糙或毛刺样改变。

6. 增强扫描　多数病灶可见显著强化，强化后 CT 值大都在

100HU 以上，少数仅见肿块周围部强化或肿块不强化。

7. 邻近结构　部分病灶胸膜缘可见尖角样粘连带，其较宽的基底贴近肿块，尖角指向胸膜。可引起邻近胸膜增厚，具有一定的特异性。

【鉴别诊断】

1. 周围型肺癌（表 6-1）

表 6-1　肺炎性假瘤与周围型肺癌鉴别

鉴别点	肺炎性假瘤	周围型肺癌
胸膜	胸膜增厚粘连	胸膜凹陷征
边缘	浅分叶、毛刺少见	深分叶、毛刺多见
淋巴结	不肿大	肿大（直径＞ 1cm）
生长部位	无跨叶生长，叶间裂无移位	可跨叶生长，叶间裂可见移位，可出现反“S”征

2. 结核球　上叶尖后段及下叶背段多见，病灶直径在 3cm 左右，密度多不均匀，常有卫星病灶或纤维病灶，边缘毛刺较长，可见环形钙化或裂隙样空洞，患者大都有结核史。

3. 错构瘤　一般表现为圆形或类圆形，边缘光滑锐利，无卫星灶，密度均匀，部分病灶内部可见脂肪密度或钙化灶，少有切迹或分叶、毛刺，周围肺野清晰，临床症状轻或无症状，大都于体检时发现。

【重点提醒】

（1）肺炎性假瘤的影像表现缺乏特征性，浅分叶征、邻近胸膜增厚是其典型表现。

（2）肺炎性假瘤密度多较均匀，增强扫描可见明显均匀强化。

第二节 肺恶性肿瘤

一、肺　癌

【临床概述】

（1）本病为原发于支气管上皮、腺上皮或肺泡上皮的恶性肿瘤，是肺内最常见的恶性肿瘤。近年来发病率逐年增高，已成为全球肿瘤死亡的首要病因。

（2）好发于 60 ～ 70 岁的人群，早期多无症状。肺癌发展到一定阶段，可出现相应的临床症状，主要为咯血、刺激性咳嗽和气喘。间断性痰中带有少量鲜血是肺癌的重要临床表现。

（3）根据肺癌的发生部位，分为中央型、周围型和弥漫型。

（一）中央型肺癌

【病例】 患者，男性，66 岁，咯血伴呼吸困难 6 月余（图 6-4）。

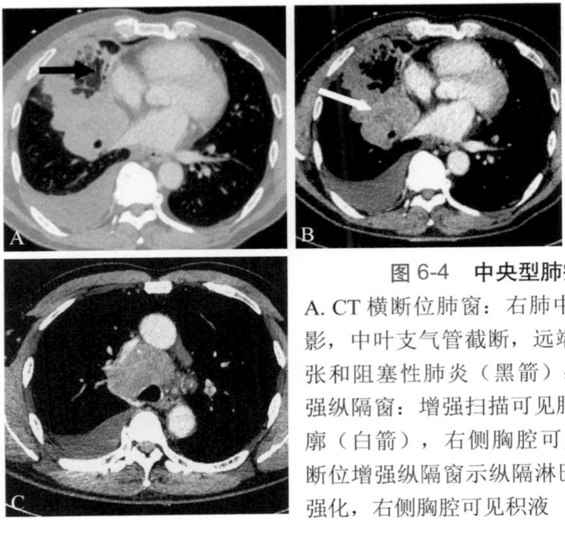

图 6-4 **中央型肺癌（一）**

A. CT 横断位肺窗：右肺中叶见软组织肿块影，中叶支气管截断，远端可见阻塞性肺不张和阻塞性肺炎（黑箭）；B. CT 横断位增强纵隔窗：增强扫描可见肺不张内的肿块轮廓（白箭），右侧胸腔可见积液；C. CT 横断位增强纵隔窗示纵隔淋巴结肿大伴较均匀强化，右侧胸腔可见积液

【临床概述】

（1）中央型肺癌是指发生于肺段及以上支气管的肺癌，主要为鳞癌、小细胞癌、大细胞癌及类癌，少数为腺癌。

（2）生长方式有管内型、管壁型、管外型，可单独或同时存在。

（3）肿瘤的生长使支气管狭窄或阻塞，可引起阻塞性肺气肿、阻塞性肺炎及阻塞性肺不张，即所谓“三阻”征象。

【CT 表现】

1. 直接征象　当肿瘤局限于支气管腔内，或仅有支气管壁轻度增厚及管腔外小结节时，薄层或高分辨率 CT 可见支气管腔内结节、管壁增厚、腔外结节，可引起支气管腔狭窄甚至截断（图 6-5）。

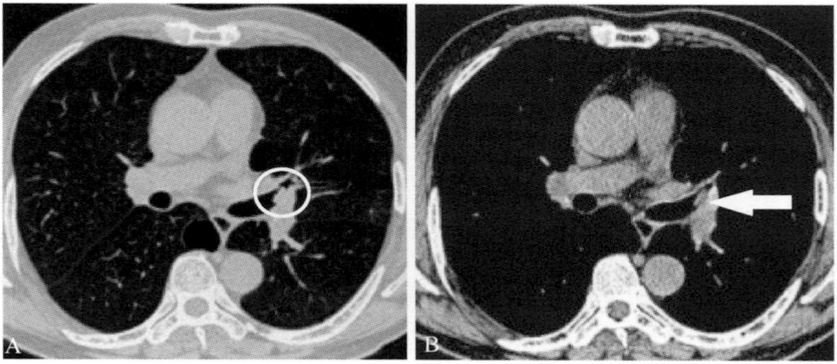

图 6-5　中央型肺癌（二）

A. 平扫肺窗（圈）；B. 平扫纵隔窗示左肺上叶支气管腔内见软组织影，支气管呈锥形截断（白箭）示

2. 间接征象　①阻塞性肺气肿；②阻塞性肺炎：小片状、肺段或肺叶实变影，肺体积常缩小，常合并支气管血管束增粗、模糊（见图 6-4A）；③阻塞性肺不张：肺门部有肿块影突出肺不张的外缘，增强扫描可见肺不张内的肿块轮廓（见图 6-4B）。

3. 转移征象　胸内淋巴结转移引起肺门及纵隔淋巴结肿大（见图 6-4C），以气管分叉下、主动脉弓旁、上腔静脉后、主肺动脉窗、气管旁及两肺门组淋巴结多见，增强检查显示更为清晰，并可显示肿瘤对邻近组织的侵犯，如肺静脉内瘤栓。

【鉴别诊断】 中央型肺癌的诊断依据为支气管壁增厚、管腔狭窄乃至阻塞，可合并支气管腔内结节及腔外肿块，肺门肿块是诊断的重要依据。中央型肺癌需与支气管内膜结核鉴别。阻塞性肺炎应与一般肺炎或继发性肺结核鉴别。阻塞性肺不张应与结核及慢性肺炎引起的肺不张鉴别。

（二）周围型肺癌

【病例】 患者，男性，66岁，CEA升高1月余（图6-6）。

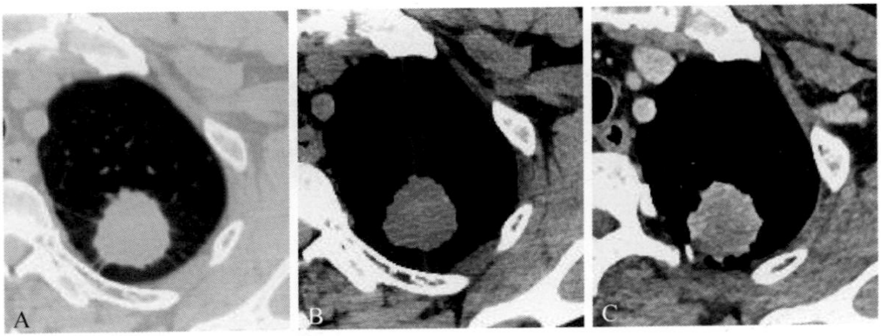

图6-6 周围型肺癌

A. 平扫轴位；B. 平扫轴位；C. 增强横断位纵隔窗，左肺上叶尖后段见一软组织密度结节，边缘分叶，可见细短毛刺。肿块内部密度略不均匀，增强扫描呈不均匀强化

【临床概述】

（1）周围型肺癌是指发生于肺段以下支气管的肺癌，可见于各种组织学类型，主要是腺癌，也见于鳞癌、小细胞癌、大细胞癌及类癌。

（2）肿瘤内可形成瘢痕或坏死，坏死物经支气管排出后形成较大空洞即空洞型肺癌。

（3）肺上沟瘤是特指发生于肺尖部的周围型肺癌，又称为肺尖癌。

【CT表现】 肺内单发结节或肿块是周围型肺癌的主要表现。

1. 肿瘤的形态和密度　分叶征较常见。周围型肺癌病灶分为实性结节（见图 6-6）、磨玻璃密度结节（图 6-7）及混合密度结节（图 6-8）。CT 易显示肿瘤内的空洞及钙化，空洞多不规则，壁厚薄不均匀，可见壁结节；钙化多为斑片状或结节状。肺癌增强后的 CT 值比平扫增加 15 ～ 80HU，呈均匀或不均匀强化。

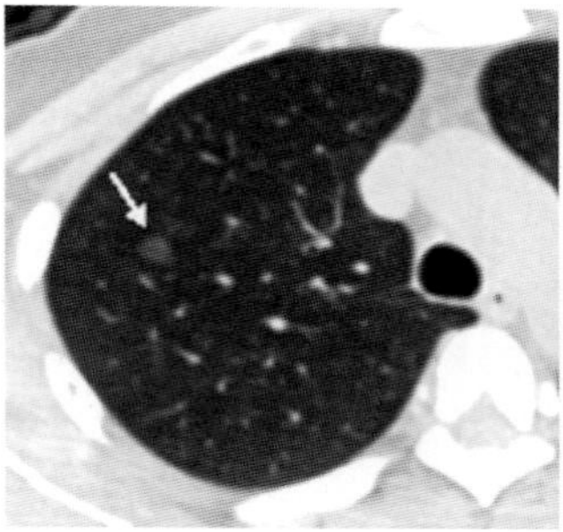

图 6-7　磨玻璃密度结节

轴位 CT 平扫肺窗示右肺上叶尖段磨玻璃密度结节（箭示），病理证实为腺癌

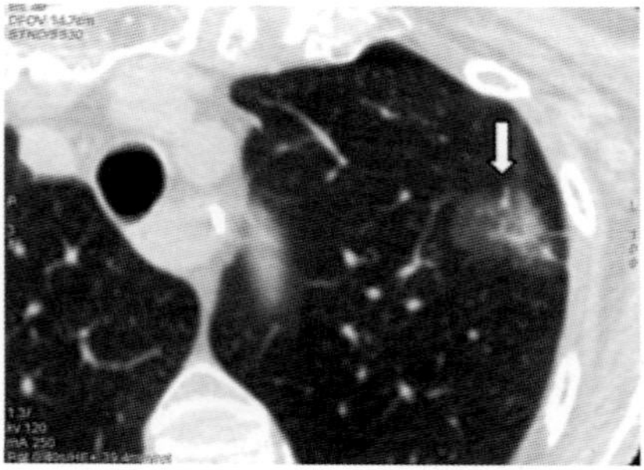

图 6-8　混合密度结节

轴位 CT 平扫肺窗示左肺上叶尖后段混合密度结节（箭示），病理证实为腺癌

2. 边缘与邻近结构　多数肿瘤边缘毛糙，可见毛刺。胸膜凹陷征是肿瘤与胸膜之间的线形或三角形影，在胸膜陷入的部位结节可形成明显的凹陷。

3. 肿瘤的侵袭与转移　直接侵及胸膜引起胸膜增厚；肺内血行转移形成多发结节或粟粒状病灶；侵犯淋巴道形成癌性淋巴管炎，CT 表现为支气管血管束增粗、小结节及不规则细线、网状影；转移到胸内淋巴结引起肺门及纵隔淋巴结肿大；胸膜转移表现为胸膜结节和胸腔积液。

【鉴别诊断】　周围型肺癌的特点为毛刺征、分叶征、空泡征、血管集束征和胸膜凹陷征等，一般诊断不难。有时需与肺结核球、错构瘤和炎性结节鉴别。表现为磨玻璃密度结节的周围型肺癌，需与不典型腺瘤样增生和局灶性纤维化鉴别，混合磨玻璃结节主要需与炎症性病变进行鉴别。

（三）弥漫型肺癌

【病例】 患者，女性，60 岁，咳嗽、咳痰、咯血伴呼吸困难 4 月余（图 6-9）。

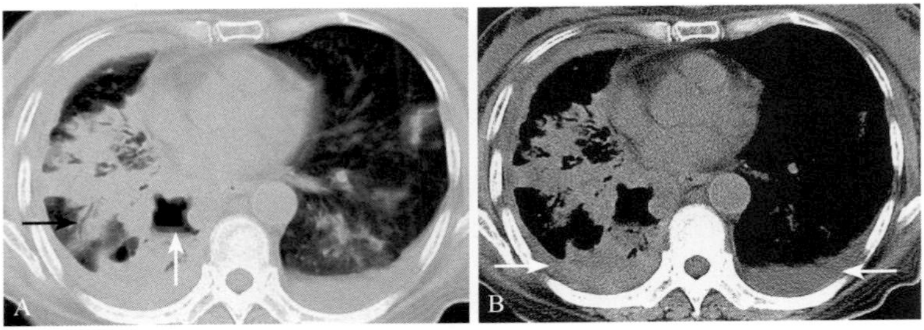

图 6-9 弥漫性肺癌

A. 轴位肺窗；B. 轴位纵隔窗。示两肺多发大小不等的结节及片状病灶，边缘略模糊，右肺为甚，右肺下叶病灶内见空洞形成（图 A，黑箭示）。右肺大片状病灶内见空气支气管征（图 A，白箭示）。两侧少量胸腔积液（图 B，箭示）

【临床概述】

（1）弥漫型肺癌是指肿瘤在肺内弥漫性分布，一般为腺癌。分为多发结节型和肺炎型。

（2）多发结节型为癌组织沿淋巴管蔓延，形成小结节或粟粒状病灶，表现为肺内多发粟粒大小的结节病灶。

（3）肺炎型为瘤组织沿肺泡壁蔓延，形成肺泡实变如肺炎样，表现为肺段或肺叶实变。

【CT 表现】

（1）肺叶、段的实变内见空气支气管征，由肺泡实变而支气管内仍有气体所致。由于肿瘤侵犯及肺间质异常，含气的支气管不规则狭窄、扭曲且具有僵硬感，细小分支消失截断。

（2）病变内可见大小不一的气体密度腔隙。病理基础为肿瘤细胞沿细支气管及肺泡壁伏壁生长蔓延，细支气管及肺泡内残存的气体在 CT 上显示出含气影。

（3）两肺多发小结节或“粟粒状”结节，以中下肺为著，常伴有单侧或双侧的胸腔积液。结节大小不等，但每个结节的形态学表现与孤立性周围型肺癌具有相同的特征。

【鉴别诊断】 肺癌表现为两肺多发斑片影及肺叶、段实变时，与肺炎鉴别较为困难。病变经抗感染治疗不吸收、有淋巴结肿大，均有助于与肺炎鉴别。

肿瘤为多发结节型时，常难以与肺结核或肺转移瘤鉴别。结核菌素试验阴性结合临床资料可有助于多发结节型弥漫性肺癌的诊断。

二、转 移 瘤

【病例】 患者，女性，58 岁，胃癌术后 3 年（图 6-10）

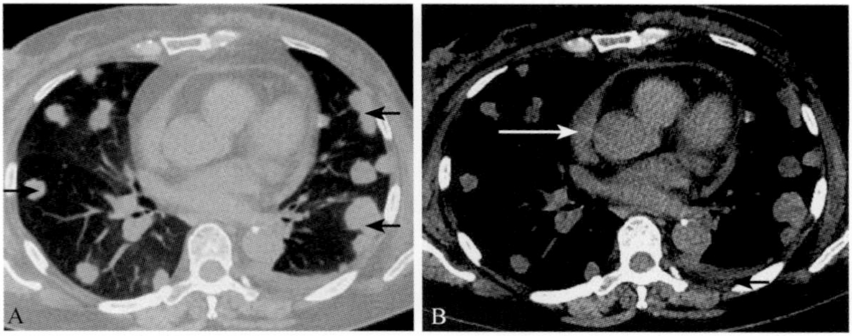

图 6-10 肺转移瘤

A. 平扫肺窗；B. 平扫纵隔窗。示两肺弥漫分布大小不等的类圆形结节（图 A，箭示），边缘清楚光滑，以两肺外周多见。可见少量心包积液（图 B，长白箭示）及左侧胸腔积液（图 B，短黑箭示）

【临床概述】

（1）肺是转移瘤的好发脏器，20% ～ 54% 的胸外肿瘤会发生肺转移。

（2）原发恶性肿瘤向肺内转移的途径有血行转移、淋巴道转移和肿瘤直接侵犯，以血行转移最为常见。

（3）头颈部、乳腺、消化系统、肾、睾丸、子宫、骨等是最常见的原发肿瘤部位，如甲状腺癌、乳腺癌、肝癌、胰腺癌、肾癌、精原细胞瘤、绒毛膜上皮癌、骨肉瘤等。

（4）向肺内直接侵犯的原发肿瘤多为胸膜、胸壁及纵隔的恶性肿瘤。

（5）肺转移瘤初期无任何症状。后期的临床表现为咳嗽、呼吸困难、胸闷、咯血和胸痛等。多数肺转移瘤患者先有原发肿瘤的临床症状及体征，也有患者缺乏原发肿瘤的临床表现。

【CT 表现】

1. *血行转移*　瘤栓到达肺小动脉及毛细血管后，浸润并穿过血管壁，在肺周围间质及肺泡内生长，形成肺转移瘤。

（1）病灶分布以中下肺和肺外围多见，可达胸膜下最边缘的肺组织。

（2）75% 以上多发。

（3）结节大小不一，小的可呈粟粒样，甚至更小，可互相融合。

（4）轮廓清楚锐利。

（5）结节伴出血时出现晕轮征，有略高密度影环绕结节，病变边缘模糊。

2. *淋巴道转移*　肿瘤细胞穿过血管壁侵入周围淋巴管，形成多发的小结节病灶，常发生于支气管血管束周围、小叶间隔及胸膜下间质，并通过淋巴管在肺内播散。

（1）自肺门向肺内放射状排列的线状或索条状阴影，外围纹理增粗，尤以两下肺多见（图 6-11）。

（2）小叶间隔呈串珠状改变或不规则增粗，可见小叶间隔线（见图 6-11），以 Kerley 线最为普遍且易于观察。

（3）小结节主要分布在末梢支气管、血管周围，呈串珠状。

（4）胸腔积液，癌性淋巴管炎常是胸腔积液形成的重要机制，胸腔积液的出现是提示癌性淋巴管炎的重要征象。

（5）肺门及纵隔淋巴结肿大。

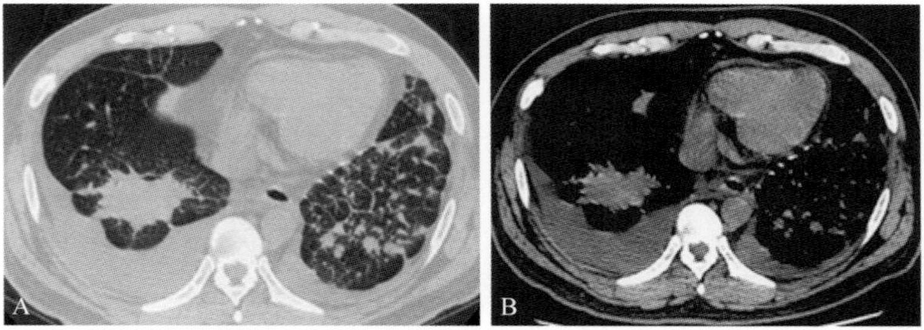

图 6-11　肺淋巴道转移癌

A. 轴位肺窗；B. 轴位增强纵隔窗。示自肺门向肺内放射状排列的线状或索条状阴影，外围纹理增粗，小叶间隔不规则增粗。右侧胸腔可见少量积液。纵隔及右肺门淋巴结增大

【鉴别诊断】

（1）结节状肺转移瘤需与肺结核、肺炎、真菌病、胶原病、肺尘埃沉着病、结节病等鉴别。

（2）淋巴道转移的支气管血管束均匀增粗，需与间质性肺水肿鉴别，支气管血管束及小叶间隔结节状增粗需与结节病鉴别。

（3）双肺多发结节转移灶应与粟粒型肺结核及结节病等鉴别。

1）粟粒型肺结核临床表现为全身中毒症状，常见低热、盗汗、乏力、食欲缺乏和消瘦等，早期肺内病灶大小、密度及分布都比较均匀，晚期粟粒状密度增高影常有融合的倾向，部分病灶可见钙化，

易与肺转移灶鉴别。

2）结节病两侧肺门淋巴结对称性肿大，常伴纵隔淋巴结肿大，肺内病变表现为支气管血管束增粗、边缘不规则或结节状，周围可有大小不等结节状影。轻者可无症状，临床症状与影像学表现常不相称。

【重点提醒】

（1）肺转移瘤的途径有血行转移、淋巴道转移和肿瘤直接侵犯。

（2）具有原发恶性肿瘤的患者肺内出现结节或小叶间隔增厚时，需考虑到肺转移瘤的可能性。

（3）肺转移瘤的CT典型表现为多发或单发的结节，大小不等，多为球形，边缘清楚光滑，以中下肺野多见，具有随机分布的特点。也可表现为沿淋巴管分布的结节，显示支气管血管束增粗。

三、肺淋巴瘤

（一）原发性肺淋巴瘤

【病例】 患者，男性，65岁，体检发现肺内片状实变（图6-12）。

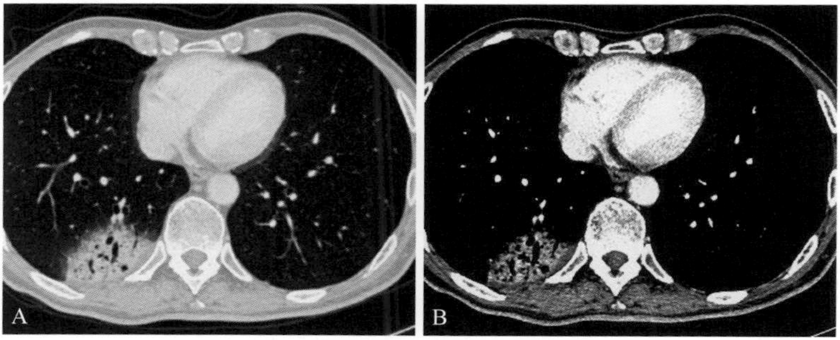

图6-12 **原发性肺淋巴瘤**

A. 轴位肺窗；B. 轴位增强扫描纵隔窗示右肺上叶后段见片状实变影，边缘模糊，其内可见多发充气并扩张的支气管（空气支气管征）

【临床概述】

（1）原发性肺淋巴瘤是指原发于肺内淋巴组织的恶性淋巴瘤，是结外淋巴瘤的一种罕见类型，大多数起源于支气管黏膜相关的淋巴结组织。

（2）原发性肺淋巴瘤较为罕见，占原发性肺部恶性肿瘤的0.5% ～ 1.0%，仅不到 4% 的淋巴瘤会发生于结外淋巴组织。

（3）临床症状缺乏特异性，难与其他呼吸道疾病鉴别，除少许患者无明显症状外，大多数患者有持续性干咳、胸痛、呼吸困难及痰中带血。

【CT 表现】

1. 常见的 CT 表现　两肺多发实变，多伴有空气支气管征（见图 6-12）。

2. 其他表现

（1）空泡征。

（2）磨玻璃密度。

（3）肺叶局部实变。

（4）小叶间隔增厚。

（5）小叶中心微结节。

（6）气管壁增厚。

（7）阳性血管造影征：即在密度均一的实变影中可见强化的肺血管影。纵隔淋巴结肿大和胸膜反应较少见。

（二）继发性肺淋巴瘤

【病例】　患者，女性，67 岁，确诊为非霍奇金淋巴瘤 3 个月（图 6-13）。

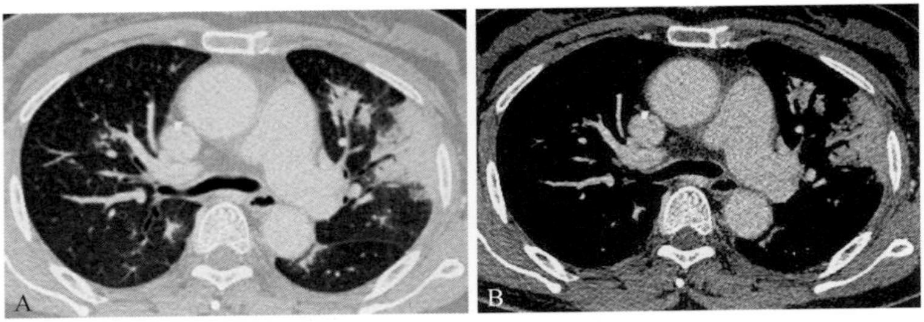

图 6-13　继发性肺淋巴瘤

A. 轴位肺窗；B. 增强纵隔窗示左肺多发片状实变影伴空气支气管征，病灶沿淋巴道走行分布

【临床概述】

（1）肺继发性淋巴瘤可由肺外淋巴瘤通过血行播散侵入肺组织，或通过肺门和纵隔淋巴结转移至肺。

（2）所有的淋巴瘤都可侵及肺，其中成熟 B 细胞淋巴瘤最为常见。虽然霍奇金病（HD）较非霍奇金淋巴瘤（NHL）更常发生肺部浸润，但是由于 NHL 的发病率高于 HD，所以临床上由 NHL 继发的肺淋巴瘤更为多见。

【CT 表现】

（1）孤立性或多发的直径＜ 1cm 的结节。

（2）实性肿块。

（3）支气管血管束增粗，表现类似于癌性淋巴管炎。

（4）空洞。

（5）空气支气管征。

（6）胸腔积液。

（7）淋巴结肿大。

【鉴别诊断】

1. 肺炎　细菌性肺炎一般抗炎治疗后均有不同程度的吸收，多有相应的临床症状，如发热、白细胞升高等。

2. 肺结核　好发于上叶尖后段及下叶背段，可有长毛刺、钙化及空洞，周围常见卫星灶，结核菌素试验阳性。

3. 肺腺癌　多为磨玻璃密度，其内的空泡征、周边的细毛刺及胸膜凹陷征可为鉴别诊断提供依据。

4. 转移瘤　多发结节，边缘多较光滑，空气支气管征少见，且有原发恶性肿瘤病史。

5. 韦格纳肉芽肿　结节边缘清晰，空洞常见，壁厚，结节多发位于肺外周。

【重点提醒】

（1）肺淋巴瘤可分为原发性肺淋巴瘤和继发性肺淋巴瘤。

（2）肺淋巴瘤的 CT 表现缺乏特异性，但不同病理类型尚具有一定特点（表 6-2）。

（3）继发性肺淋巴瘤的诊断需基于患者的淋巴瘤病史；最常见的胸内表现为纵隔淋巴结肿大。

表 6-2　肺淋巴瘤的主要 CT 表现

病理类型	CT 表现
原发性肺淋巴瘤	
黏膜相关性淋巴组织性淋巴瘤	结节或实变 两侧肺和（或）多发（＞ 70%） 支气管血管束旁 肺门和（或）纵隔淋巴结肿大（30%）
弥漫性大 B 细胞淋巴瘤	结节或肿块 空洞（50%）
淋巴瘤样肉芽肿病	两侧肺结节或肿块 基底部多见 支气管血管束旁 结节融合和（或）空洞形成 病灶呈游走性

（续　表）

病理类型	CT 表现
继发性肺淋巴瘤	HD 与 NHL 的共同表现
霍奇金病（HD）	表现多样且不具特异性
非霍奇金淋巴瘤（NHL）	结节 / 肿块伴或不伴空气支气管征 淋巴管炎 胸腔积液 淋巴结肿大（HD ＞ NHL）

（李　铭　孙奕波）

第7章

肺 创 伤

第一节 肋骨骨折

【病例】 患者，男性，63岁，车祸后2h（图7-1）。

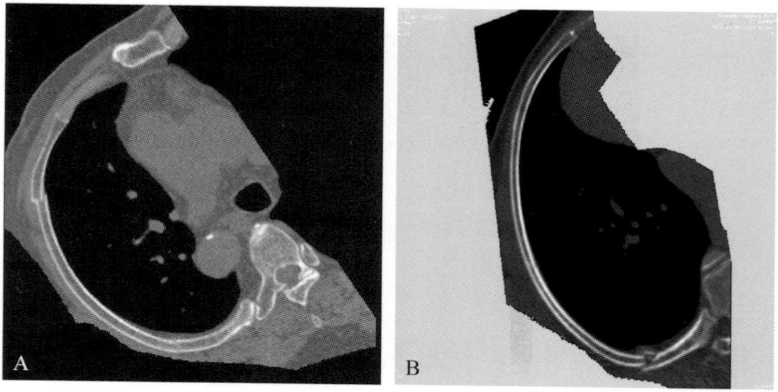

图7-1 右侧多发肋骨骨折

A.右侧第6肋骨骨折，内、外侧骨皮质断裂，稍有错位；B.右侧第7肋骨骨折，骨皮质中断，可见碎骨片

【临床概述】

（1）肋骨骨折较常见，多由胸部外伤所致，可单发，也可多发，还可为单一肋骨多处骨折。

（2）本病主要症状是胸痛，呼吸及活动时加重，持续时间较长。

可伴有臂丛神经、胸部血管和气道损伤。高位肋骨骨折可伴有支气管破裂。第 1 肋骨和第 2 肋骨骨折的病死率较高。

（3）低位肋骨骨折常合并脾、肝或肾的损伤。肋骨的骨折端可损伤胸膜和肺，导致肺血肿、血胸或气胸。

（4）胸廓反常运动或连枷胸，5 根连续的肋骨骨折或≥ 3 根相邻的肋骨节段性骨折（1 根肋骨发生 2 处或多处骨折）所致，影响呼吸运动而导致肺不张和肺部感染。

【CT 表现】

（1）直接征象表现为肋骨骨质连续性中断，断端可移位。

（2）根据肋骨骨折的 CT 表现，可分为 8 型（图 7-2）。

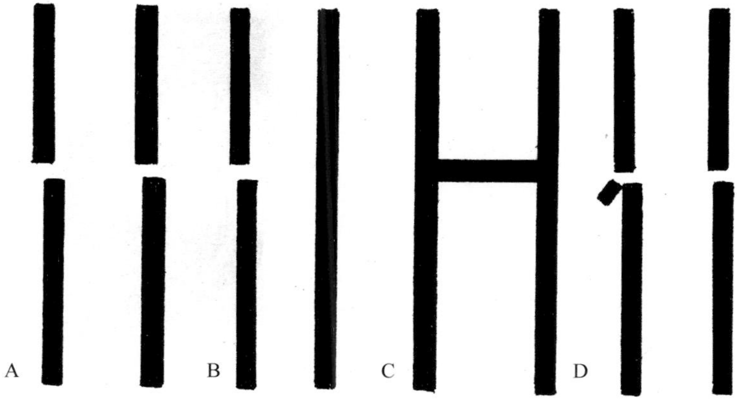

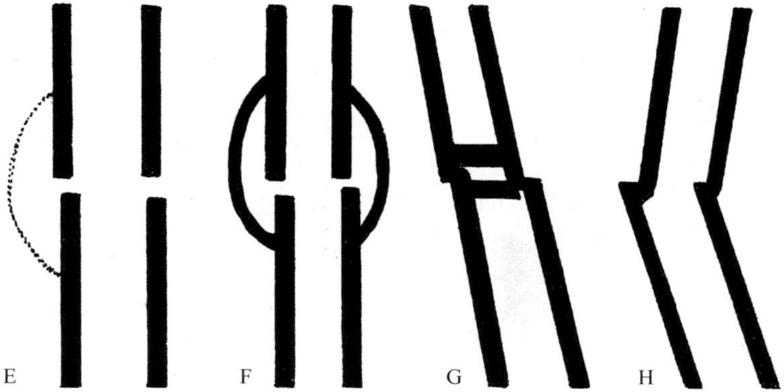

图 7-2 肋骨骨折的 CT 表现分型

A. 骨折同时累及内侧和外侧的骨皮质；B. 骨折累及一侧骨皮质（青枝骨折）；C. 劳力性骨折：表现为线状的硬化影或断裂；D. 肋骨骨折可见碎骨片；E. 骨折伴胸膜下血肿；F. 骨折伴骨痂形成；G. 骨折伴髓内骨痂形成；H. 骨折愈合后残留成角畸形。两条纵线分别代表内、外侧骨皮质

【重点提醒】

（1）肋骨骨折的影像学表现典型，多有较明确的外伤史，可明确诊断。常规 CT 对不全性骨折及无移位的骨折易漏诊，应行薄层 CT 肋骨三维重组技术进行细节观察。

（2）高位肋骨骨折少见，多伴有严重的损伤，包括气管、胸膜和神经的损伤。

（3）低位肋骨骨折多见，多伴有肝、脾和横膈的损伤。

第二节　肺挫裂伤

【病例】　患者，女性，32岁，车祸后3h（图7-3）。

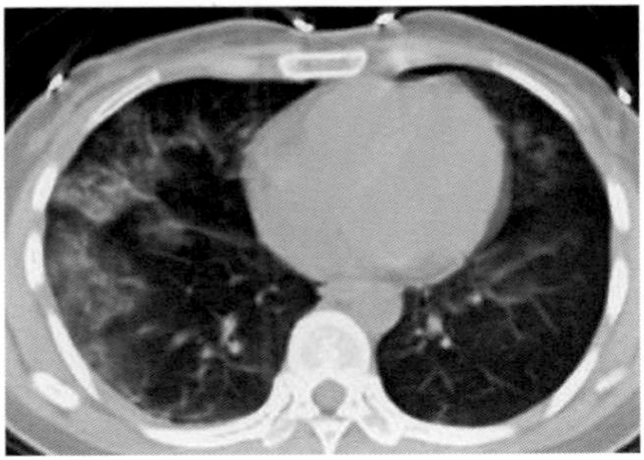

图7-3　**肺挫伤**

轴位CT肺窗示右肺中、下叶外带大片磨玻璃密度影及少许实变影，呈节段性分布，左肺上叶下舌段见少许斑片状磨玻璃密度影

【临床概述】

（1）肺创伤后肺实质的异常表现多由肺不张、肺水肿、肺炎和肺损伤（挫伤和裂伤）引起，且常常多因素同时存在。

（2）CT显示肺挫伤和肺裂伤较胸片更敏感。

（3）脂肪栓塞综合征常发生于创伤后12～72h。多继发于长骨骨折，患者的症状多因来源于骨髓的脂肪滴释放入血堵塞毛细血管，导致各器官缺血而引起。可伴呼吸困难、精神异常和皮肤瘀点瘀斑等。

（4）肺挫伤一般于伤后第3天开始吸收，大多在2周后完全吸收，且可不留任何痕迹。肺裂伤多于伤后第5天开始吸收，吸收较慢，大多于伤后3个月才基本吸收，常留有局灶性斑索影。

【CT表现】

1. 肺挫伤　分布于肺外周的、节段性或地图样的实变影和磨玻璃影，或两者兼有，于创伤发生后的6h内CT表现最明显（见图7-3）。依据CT表现分为胸膜型、非胸膜型、单侧型、散在型及弥漫型。

（1）胸膜型：好发于两下肺的后部，类似于坠积性肺炎，表现为胸膜下条絮征。

（2）非胸膜型：发生于远离胸膜的肺内，呈斑片状高密度影。

（3）单侧型：表现为单发性肺内大片状高密度灶，其内密度不均匀，边缘常不规则。

（4）散在型：两肺内多发大小不一的斑片状模糊影，多沿支气管血管束走形分布，可融合成大片状。

（5）弥漫型：表现为两肺广泛分布的磨玻璃样改变，密度稍高。

2. 肺裂伤　依据病情严重程度分为单纯型及复杂型。

（1）单纯型：无气胸或血气胸，常伴灶周肺挫伤，病变呈局灶性椭圆形或卵圆形，特征性表现为椭圆形透光区由一假膜包绕形成肺气囊；腔内出血可形成气－液平面或空气半月征；肺裂伤吸收缓慢时可形成孤立结节或肿块。病变好发于肋脊角区胸膜下的肺边缘，可单发或多发。

（2）复杂型（图7-4）：伴有不同程度的气胸或血气胸，常伴有明显肺萎陷或肺不张，以及明显肺挫伤。多发肋骨骨折常见，可见伤侧胸壁塌陷。

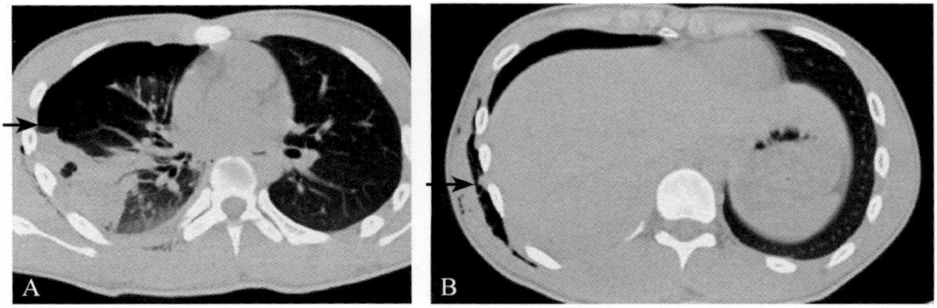

图 7-4　肺裂伤

轴位CT肺窗示右肺大片状密度增高影，右侧液（血）气胸，右侧胸腔内可见气液平面（图A，箭示）及右侧胸壁皮下气肿（图B，箭示）

【鉴别诊断】 肺泡性肺水肿：无明显外伤史，多见于心力衰竭和尿毒症患者。中央型病灶呈“蝶翼状”分布，弥漫型病灶分布于两肺中、内带，治疗及时可很快恢复。

【重点提醒】

（1）明确外伤史。

（2）肺挫伤的 CT 表现于创伤发生后的 6h 内最为明显，多可在 5 ～ 7d 恢复而不留任何后遗症。

（3）肺裂伤最初通常会被 CT 影像上同时存在的肺挫伤和其他形式的胸部损伤而掩盖，且通常需要数周乃至数月才可恢复，多会遗留瘢痕。

（4）表现为分布于外周的、肺节段性或地图样的实变影和磨玻璃影，或两者兼有。

第三节　血　气　胸

【病例】 患者，男性，48 岁，车祸后 2h（图 7-5）。

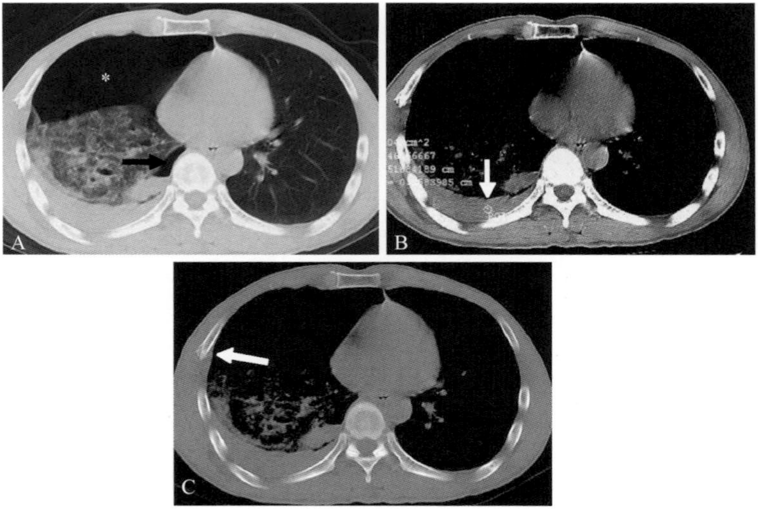

图 7-5　血气胸

A. 轴位平扫肺窗：右侧胸腔可见大片无肺纹理区域（星号，Ⅰ型血气胸），相应肺叶受压不张，右侧脊柱旁见小片状无肺纹理区域（黑箭示），可见气－液平面（Ⅱ型血气胸）；B. 轴位平扫纵隔窗：后胸壁可见新月形异常密度影（白箭示），CT 值约 49HU；C. 轴位平扫骨窗：右侧第 8 肋骨骨折（白箭示）

【临床概述】

（1）胸壁外伤一旦累及胸膜，气体进入胸膜腔称为外伤性气胸，若同时伴有胸腔出血，则称为血气胸。

（2）多见于钝器性外伤和震荡性外伤。

（3）多伴有肋骨骨折，常伴发肺挫裂伤。

（4）临床症状与血气胸的量及肋骨骨折情况有关，表现为气急、胸痛、咳嗽、痰中带血和呼吸困难。

【CT 表现】

（1）CT 发现血气胸较胸片敏感。

（2）多见于下肺。

（3）可见脏层胸膜线，呈弧形细线样软组织影，与胸壁平行，其外侧为无肺组织的透亮区。

（4）游离性血气胸血液沉积于后胸壁下方，贴于胸腔内壁，呈新月形高密度影，CT 值多在 35HU 以上。

（5）局限性血气胸往往固定于一处，表现为圆形及梭形的高密度气–液平囊腔，并有薄膜包绕，边界清晰，囊壁厚薄不均，内壁光滑。

（6）根据其 CT 表现可分为三种类型：①外围型的气–液囊腔（Ⅰ型，最为多见）（见图 7-5）；②肺底脊柱旁气–液囊腔（Ⅱ型，由肺组织压向脊柱所引起）；③小的气–液囊腔（Ⅲ型）。

【鉴别诊断】　局限性血气胸应与先天性肺囊肿、支气管扩张和寄生虫空洞等鉴别。前者囊壁密度均匀，边缘光滑。囊壁虽厚薄不均，但是内壁光整，结合外伤史不难鉴别。

【重点提醒】

（1）外伤性血气胸多见于钝器伤和震荡伤。

（2）多伴有肋骨骨折。

（3）可分为游离性血气胸和局限性血气胸。

（孙奕波　李　铭）

第 8 章

气道病变

第一节　气管肿瘤

【病例】　患者，男性，46 岁，喘憋 5 个月（图 8-1）。

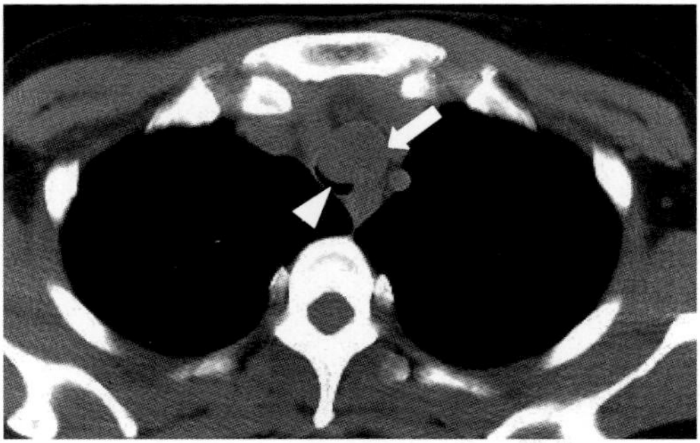

图 8-1　气管内鳞状细胞癌

气管腔内宽基底软组织密度肿块（箭），与气管内壁钝角相接，向壁外突出至纵隔内，局部管壁显示欠清晰，气管明显偏心性狭窄（箭头）

【临床概述】

（1）气管肿瘤多发生于成人，良性多于恶性。

（2）常见良性肿瘤：乳头状瘤（多发于 5 岁以下儿童，多数可自愈）、错构瘤（属于间质性肿瘤，由软骨组织、脂肪、纤维组织组成）、纤维瘤、骨软骨瘤、血管瘤。恶性肿瘤以鳞状细胞癌最为常见，其次为腺样囊性癌（多发于 40 ～ 50 岁人群，源于气管黏液腺体，是低度恶性肿瘤）。

（3）气管肿瘤临床症状与肿瘤的部位及大小有关。多为吸气性呼吸困难、呼吸时喘鸣音，并伴咳嗽、咯血等。

【CT 表现】

（1）气管腔内软组织密度肿块。

（2）气管管壁不对称增厚，恶性肿瘤较重，良性肿瘤较轻。

（3）气管腔偏心性狭窄。

（4）良恶性气管肿瘤的 CT 鉴别要点（表 8-1）。

表 8-1　良恶性气管肿瘤的 CT 鉴别诊断

项目	良性肿瘤	恶性肿瘤
基底部宽度	小于瘤体最大横径	大于瘤体最大横径
与气管内壁的夹角	锐角	钝角
蒂	可有	无
基底部邻近的气管	正常	僵直、增厚
向周围纵隔侵犯	无	可有
纵隔淋巴结增大	无	可有

（5）常见气管肿瘤的 CT 表现

1）乳头状瘤：典型表现为边界清楚软组织密度结节。

2）错构瘤：多在段支气管，气管受累罕见，病变中发现脂肪密度是诊断关键。

3）鳞状细胞癌：约 10% 为多发病灶，常侵犯主支气管、食管，导致气管－食管瘘，表现为黏膜下局灶性肿物。

4）腺样囊性癌：多见于气管后外侧壁，表现为黏膜下局灶性肿物，易沿神经周围和淋巴转移。

【重点提醒】　气管肿瘤 CT 表现主要为气管腔内肿物、管壁增厚、管腔偏心性狭窄。

第二节　支气管扩张

【病例】 患者，女，50 岁，咳嗽、咳痰伴发热 5 个月（图 8-2）。

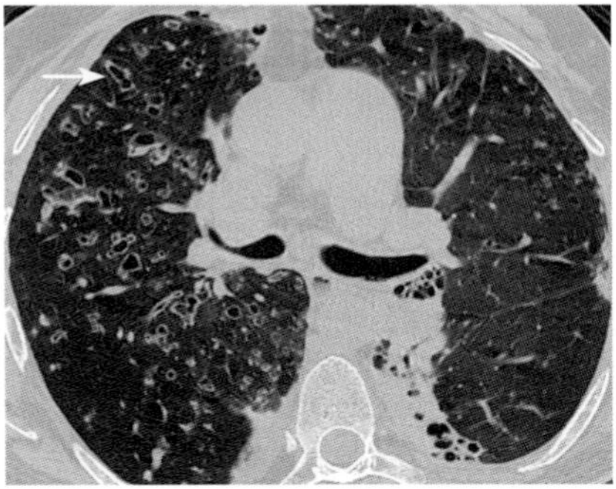

图 8-2　支气管扩张

轴位 CT 肺窗示双肺多发支气管管腔扩张、管壁增厚（箭示）

【临床概述】

（1）支气管扩张是指支气管内径的异常增宽。

（2）临床症状包括咳嗽、咳痰、咯血。

（3）少数为先天性，多数为后天性，多发生于左肺下叶、右肺中叶及右肺下叶。

（4）感染是支气管扩张最常见的原因，结核是上叶支气管扩张最常见的原因。

（5）弥漫性支气管扩张多见于免疫力缺陷、先天性支气管结构异常、异常黏液产生及纤毛清除能力下降。

（6）高分辨率 CT 是评价支气管扩张的首选检查方法。

【CT 表现】

（1）支气管管径大于伴行的同级肺动脉管径。

（2）支气管管壁增厚。

（3）管腔扩张。

（4）手套征，扩张的支气管内为黏液充盈时，CT表现为与血管伴行的粗于血管的柱状、分支状或结节状高密度影（图8-3）。

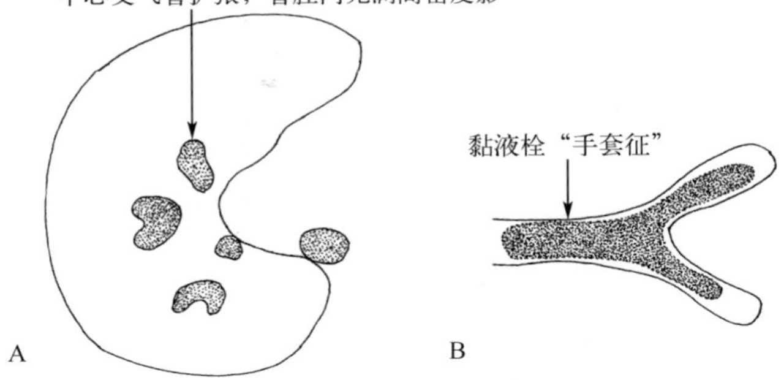

图8-3　支气管扩张的“手套征”

扩张的支气管腔内充满黏液，呈高密度影

（5）根据形态，支气管扩张分为三种类型：柱状支气管扩张、囊状支气管扩张和曲张样支气管扩张（表8-2，图8-4、图8-5）。

（6）可见“轨道征”及“印戒征”（图8-6）。

表8-2　支气管扩张的分类及CT表现

支气管扩张种类	CT表现
柱状支气管扩张	光滑扩张的支气管外形规则、平直，不伴有支气管逐渐变细，可见轨道征、印戒征（图8-6）
囊状支气管扩张	成簇含气囊肿，扩张支气管远端宽度大于近端，呈球囊状，可见气液平面
曲张样支气管扩张	支气管扩张，管壁不规则，呈串珠样

【鉴别诊断】

1.肺大疱　单纯肺大疱壁薄，厚度＜1mm，非支气管解剖的延续，诊断相对容易，且多伴有肺气肿病变。

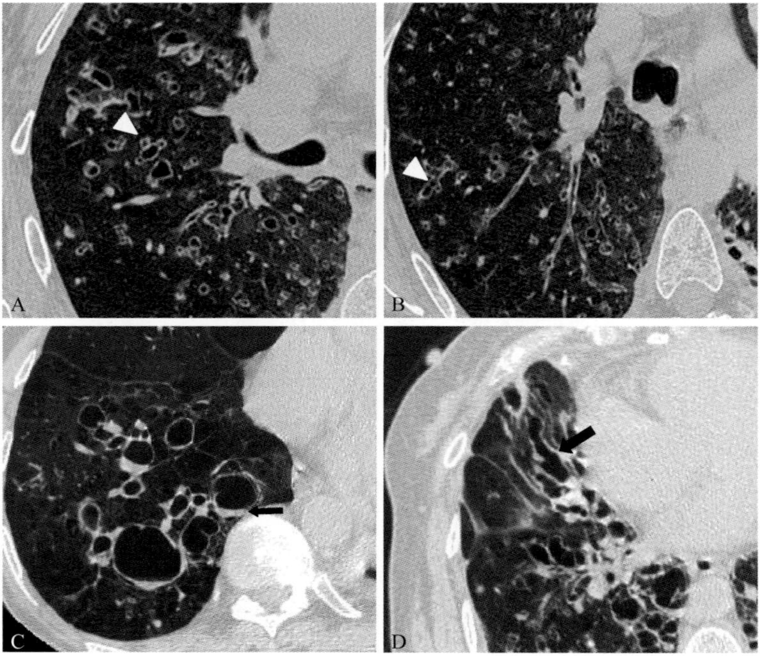

图 8-4 不同类型的支气管扩张

A. 柱状支气管扩张，可见“印戒征”（箭头）；B. 柱状支气管扩张，可见“轨道征”（箭头）；C. 囊状支气管扩张，内伴气 – 液平面（直箭）；D. 曲张样支气管扩张（直箭）

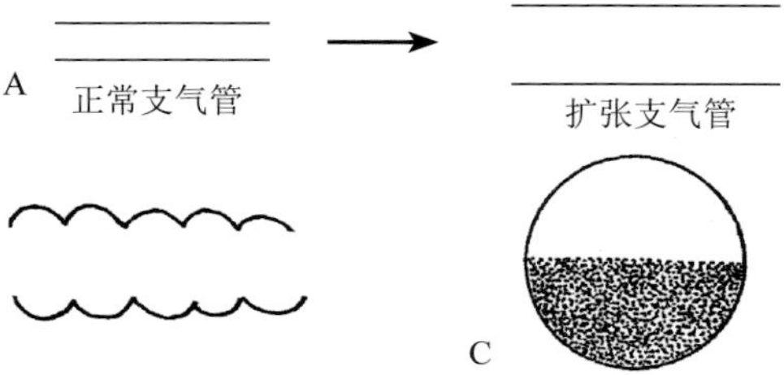

图 8-5 不同类型支气管扩张示意图

A. 柱状支气管扩张；B. 曲张样支气管扩张；C. 囊状支气管扩张

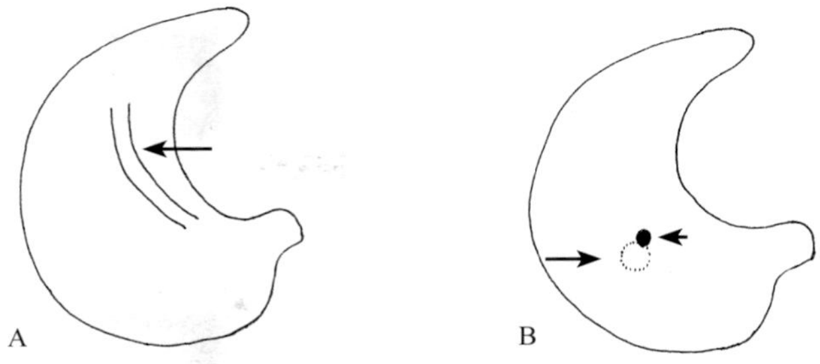

图 8-6 轨道征、印戒征

A. 轨道征，当扩张支气管与扫描平面平行时可见（箭示）；B. 印戒征，扩张支气管与扫描层面垂直时可见，扩张的支气管（长箭）管径大于邻近肺动脉（短箭）管径，形似“钻戒”

2. 肺脓肿　肺脓肿壁一般较厚，周围肺组织内可出现感染实变影，抗感染治疗后空洞消失较快。

3. 隔离肺囊变　发病部位一般较恒定，多位于下叶后基底段，增强 CT 扫描可发现体循环的异常分支供血。

4. 支气管囊肿　CT 表现为长轴与支气管走行方向一致的类圆形或分叶状均匀密度影，边缘光滑，壁厚薄均匀。密度随囊内容物成分不同而不同。与支气管相通时，可出现气 – 液平面。

【知识拓展】　支气管扩张机制：

1. 先天性　支气管管壁弹力纤维不足，软骨发育不全。

2. 后天性　支气管管壁组织破坏，如慢性感染；支气管内压力增高，如支气管管腔内多量分泌物；支气管外在性牵引，如肺纤维化、瘢痕牵拉。

第三节　气管食管瘘

【病例】 患者，女性，21 岁，反复肺内感染（图 8-7）。

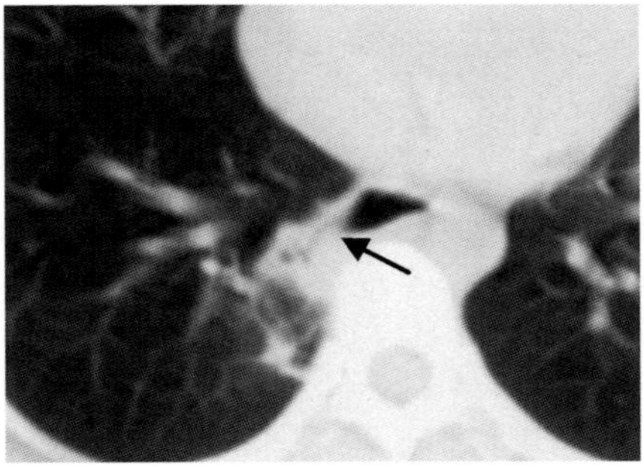

图 8-7　**气管食管瘘**

轴位 CT 肺窗示食管与右肺下叶内基底段支气管间可见纤细的瘘管影（箭示）

【临床概述】

（1）气管食管瘘是指食管与气管、支气管之间发生异常交通，可分为先天性瘘和后天性瘘。

（2）典型症状为咽下固体或液体时，立即出现窒息感；有反复的肺炎病史。先天性气管食管瘘，多发生于新生儿，约 3% 的患儿在成人后出现症状。

【CT 表现】

（1）CT 有时可显示气管和（或）支气管及食管间的小瘘道。

（2）最小密度投影重建法对显示瘘道有帮助。

（3）经食管造影后，CT 可观察到瘘管、气管、支气管树及肺内对比剂。

【重点提醒】

（1）气管食管瘘中，气管、食管交通占75%；主支气管、食管交通占25%。

（2）X线片检查不能显示瘘口存在。

（3）CT可以显示瘘口、评价可能的病理原因及并发症等。

（4）早期可通过食管造影检查做出诊断，但需谨慎使用。

（5）高渗透性对比剂禁用，可引起肺水肿。

【知识拓展】 引起后天性气管食管瘘的常见原因：

1. 恶性肿瘤　食管肿瘤、气管支气管肿瘤、甲状腺肿瘤、淋巴结肿瘤。

2. 感染因素　组织胞浆菌病（最常见）、结核、放线菌病、梅毒、获得性免疫缺陷综合征（AIDS）相关食管炎。

3. 创伤　穿通伤、长期食管、气管内置管。

4. 放射性损伤

5. 其他因素　克罗恩病（Crohn’s disease）。

第四节　毛细支气管炎

【病例】 患者，男，46 岁，咳嗽 2 个月（图 8-8）。

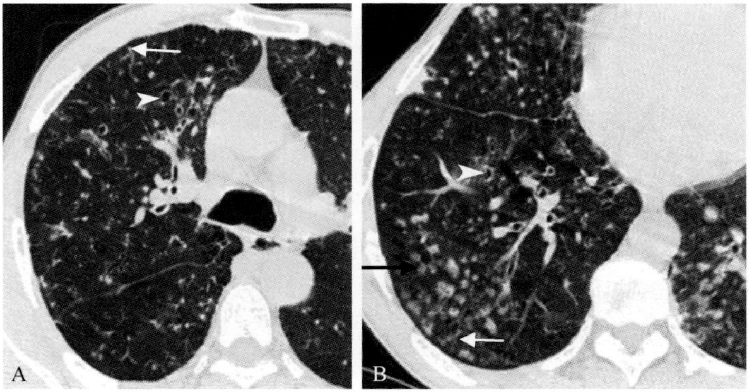

图 8-8　弥漫性毛细支气管炎

A、B. 轴位 CT 肺窗示双肺多发腺泡结节（黑箭），细支气管扩张（箭头）及“树芽征”表现（白箭）

【临床概述】

1. 毛细支气管炎　一种非特异性的无软骨呼吸道（＜2mm）疾病，根据病因及组织学特性分为细菌性细支气管炎和闭塞性细支气管炎。

2. 临床表现　咳嗽、呼吸困难。

3. 常见病因　感染、吸烟、免疫性疾病、器官移植、结缔组织性疾病、过敏性肺炎、放射性肺炎、慢性吸入性肺炎等。

【CT 表现】

（1）直接征象（与细支气管内液体、细胞、感染及纤维组织有关）。

1）小叶中心腺泡结节（见图 8-8）。

2）树芽征（见图 8-8）。

3）磨玻璃密度、实变影。

4）细支气管扩张（见图8-8）。

（2）间接征象（与管腔纤维组织闭塞有关）。马赛克灌注（图8-9）：细支气管腔阻塞引起肺通气量减低，局部组织缺氧，反射性地引起肺血管收缩和气体潴留，形成相应肺内的低密度区；同时，血流重新分布到正常肺组织形成高密度区，由低、高密度区相邻形成的异常片状分布。

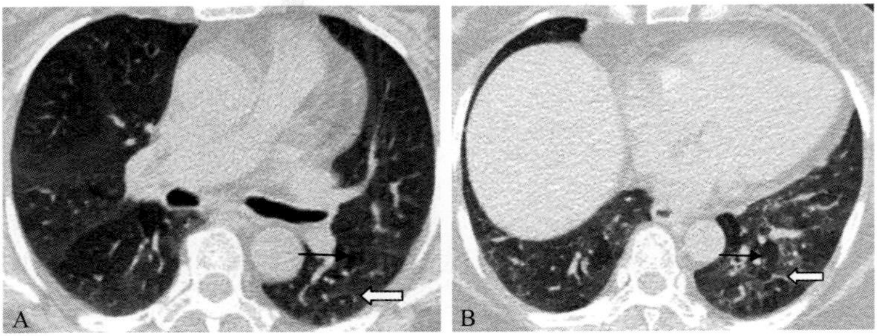

图8-9　马赛克灌注

A、B. 轴位CT平扫示小气道病变致气体潴留（黑箭），相对正常的肺组织呈相对高密度区（白箭），高、低密度相间形成马赛克样改变

（3）HRCT对毛细支气管炎检出更为敏感。

【鉴别诊断】

1. 慢性支气管炎　表现为肺气肿、肺大疱、支气管壁增厚，可合并支气管肺炎和间质纤维化改变。

2. 支气管扩张　好发于近端中等大小的支气管。

3. 粟粒性肺结核　肺内随机分布的粟粒结节。

4. 结节病　结节主要沿支气管血管束、小叶间隔和胸膜下分布，树芽征和细支气管扩张少见。

（董　诚　赵丽琴）

第9章 肺血循环障碍性疾病

第一节 肺 水 肿

【病例】

病例一 患者，女性，65岁，胸闷、憋气3h（图9-1）。

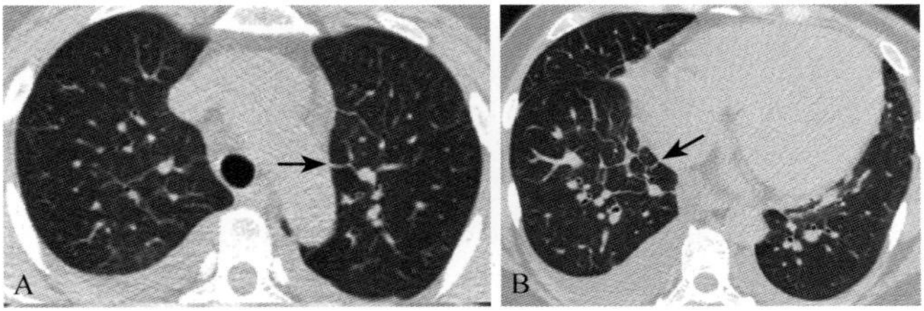

图9-1 **间质性肺水肿**

A、B. 双肺上叶和下叶可见多发的小叶间隔增厚（箭示），边缘规则光滑

病例二 患者，女性，72岁，心力衰竭、胸闷、气短，临床诊断心源性肺水肿（图9-2）。

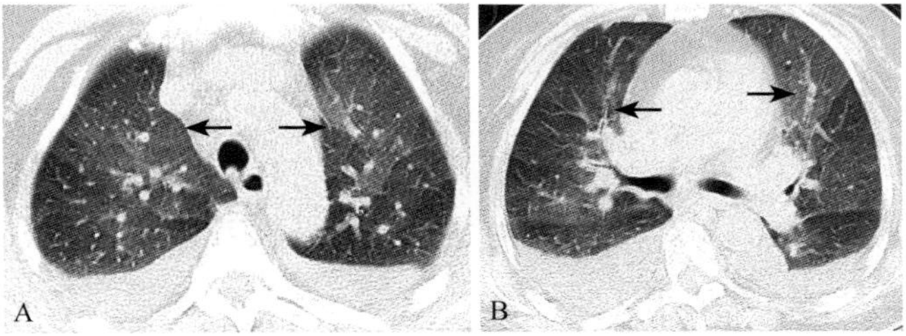

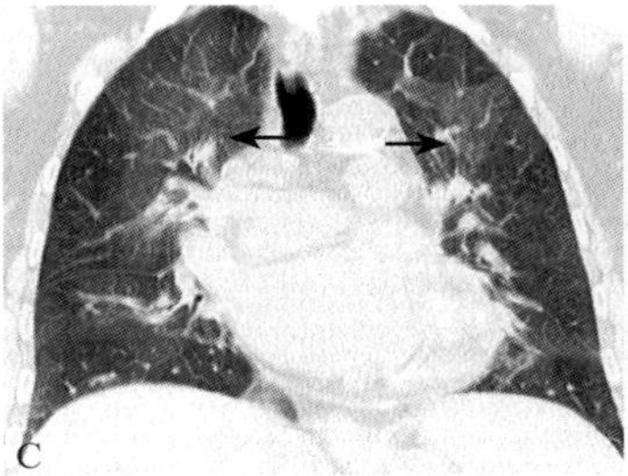

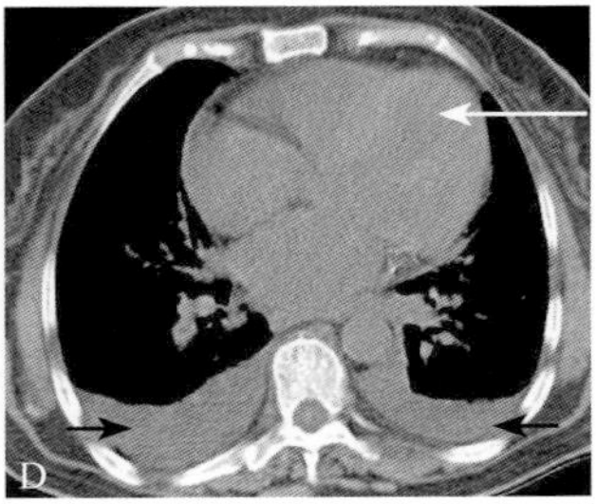

图 9-2 肺泡性肺水肿

A、B. 轴位；C. 冠状位。CT 肺窗示双肺多发片状磨玻璃影，中内带为著，基本对称分布，呈“蝶翼状”（黑箭）；D. 纵隔窗示双侧胸腔积液（黑箭），左心室增大（白箭）

【临床概述】

（1）肺水肿包括间质性肺水肿和肺泡性肺水肿

1）间质性肺水肿：水肿液聚积在肺间质内（如肺泡间隔、小叶间隔、支气管和血管周围及胸膜下结缔组织）。

2）肺泡性肺水肿：过多的液体积聚在终末气腔内（如肺泡腔、肺泡囊、肺泡管、呼吸性细支气管）。

（2）间质性肺水肿的临床症状有夜间阵发性呼吸困难、端坐呼吸；肺泡性肺水肿的典型表现为严重呼吸困难、咳粉红色泡沫痰。

【CT 表现】

1. 间质性肺水肿　小叶间隔增厚，尚光滑，支气管血管束增粗，胸膜或叶间裂增厚（见图 9-1）。

2. 肺泡性肺水肿

（1）中央型分布：以肺门为中心，两肺中内带对称分布的大片状实变，称为“蝶翼征”（见图 9-2）。常见于心源性及肾源性肺水肿患者。也可表现为磨玻璃密度病灶，弥漫性分布或以小叶中心性分布。

（2）弥漫型肺水肿：弥漫分布于两肺内的多发斑片状磨玻璃密

度及实变影，大小和密度不等，可融合成大片状阴影，可见空气支气管征。

（3）局灶性肺水肿：肺泡性肺水肿所产生的阴影呈局限性，以右侧多见。与心脏疾病患者倾向于右侧卧位和心脏增大压迫左肺动脉，使左、右肺血液量不同有关，也可见于限局性的肺动静脉闭塞性病变。

（4）病变动态变化较快，在 1 ～ 2d 或数小时内可有显著变化。

（5）胸腔积液较常见。

【鉴别诊断】

1. 间质性肺炎　由病毒、细菌及卡氏肺孢子菌等引起的间质性肺炎，也可表现为小叶间隔增厚、磨玻璃密度影等，与间质性肺水肿相似。但肺水肿患者的病变多位于双肺的对称性下垂部位，小叶间隔增厚更明显，动态变化快；心源性肺水肿多伴有心脏增大和胸腔积液，利尿后症状减轻。

2. 成人型呼吸窘迫综合征（ARDS）　ARDS 是指严重损伤如休克、严重创伤及重度肺感染时发生的急性缺氧性呼吸衰竭。ARDS 肺内病变呈周边分布，心影无扩大；心源性肺水肿呈肺门周围分布，心影扩大。治疗后反应亦不相同，ARDS 吸氧后无明显改善，对利尿剂反应差，而肺水肿正相反。

3. 肺炎　肺炎患者有发热、咳嗽症状；肺水肿患者则表现为胸闷、憋气，严重者可出现发绀、咳粉红色泡沫痰等症状。肺炎病变局限于一个肺叶或肺段内，胸腔积液大多在患侧；而肺水肿肺内病变大多双侧对称分布，范围较大，常出现双侧胸腔积液，心源性肺水肿常合并心脏增大。

第二节　肺动脉栓塞

【病例】 患者，男性，52 岁，突发胸痛、胸闷、喘憋、头晕入院（图 9-3）。

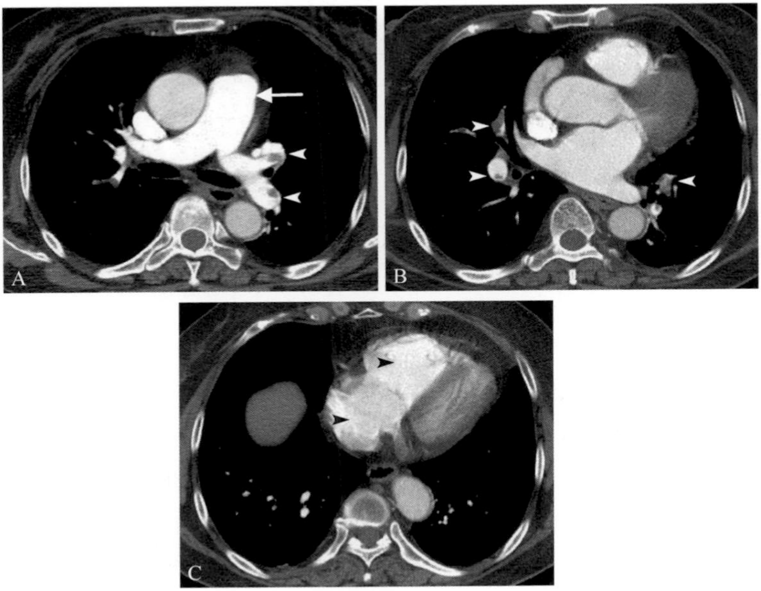

图 9-3　肺动脉栓塞

A. 增强 CT 纵隔窗示左肺上叶及下叶肺动脉内可见充盈缺损（箭头示），肺动脉干增粗（箭示）；B. 增强 CT 纵隔窗示右肺中下叶肺动脉及左肺下叶肺动脉内充盈缺损（箭头示）；C. 增强 CT 纵隔窗示右心室及右心房增大（箭头示）

【临床概述】

（1）肺动脉栓塞是肺动脉分支被内源性或外源性栓子堵塞后发生的肺循环障碍疾病。常见的栓子源于下肢深静脉血栓，风湿性心脏病及原发于肺动脉的血栓也可引起肺动脉栓塞。此外还可见脂肪、肿瘤栓子及气体栓子等。

（2）患者起病急，临床表现为突发的呼吸困难和胸痛、咯血、眩晕等症状，严重者可引起低血压休克或死亡。

【CT 表现】

1. CT 平扫

（1）肺缺血：当肺叶或肺段动脉栓塞时，相应区域内的支气管血管束减少或消失，肺野透过度增加。

（2）肺动脉异常：双侧多于单侧，右肺多于左肺，下肺多于上肺，较大肺动脉栓塞可显示为肺动脉主干及分支内异常密度灶，新鲜血栓多表现为高密度，陈旧性血栓多表现为低密度。病变的肺动脉因血栓嵌顿而增粗，其远端血管因血流减少而变细。

（3）心影增大，以右心室增大为主，伴有肺动脉高压。

（4）可合并肺梗死，表现为肺外周胸膜下密度均匀的楔形病灶，尖端指向肺门。

（5）“马赛克”征：肺内灌注不均匀，表现为正常的肺组织代偿性高灌注与栓塞所致相应肺组织灌注下降相间存在。

（6）胸腔积液。

2. CT 增强扫描　肺动脉内的充盈缺损或截断：扩张的肺动脉内可见条状或不规则形状的充盈缺损区，CT 值低于强化后的血液。

（1）中心性充盈缺损：表现为充盈缺损位于管腔的中央，周围见对比剂充盈，即双轨征。

（2）偏心性充盈缺损：表现为偏于管腔一侧的不规则充盈缺损，一侧为对比剂充盈。

（3）附壁充盈缺损：表现为充盈缺损紧贴着血管壁。

（4）完全闭塞性充盈缺损：表现为血管腔截断，相应区域肺血管分布减少。

3. 陈旧血栓与新鲜血栓

（1）陈旧血栓（收缩）呈半月形凹陷充盈缺损，或附壁–壁不规则，约 10% 伴钙化。

（2）新鲜血栓膨松呈中心凸出充盈缺损；出现双轨征、漂浮征、蜂窝征。

【知识拓展】 宝石能谱 CT 或 Revolution CT 采用 0.5ms 内 80kVp 和 140kVp 的瞬时切换技术，较传统 CT 具有基物质分离功能，可以进行基物质的定量测定。对肺动脉栓塞的患者，可以定量测定可疑病变区肺组织内的碘含量，如果较对侧相应肺组织的碘含量明显降低，则说明局部存在灌注缺损，可提示灌注缺损区相对应的肺动脉栓塞，从而在 CT 未能显示或不能确定肺动脉内的栓子时，从另一角度证实肺动脉栓塞的存在。

（高　艳）

第 10 章

纵隔肿瘤

第一节　前纵隔常见肿瘤

一、胸　腺　瘤

【病例】 患者，女性，46 岁，纵隔占位待查（图 10-1）。

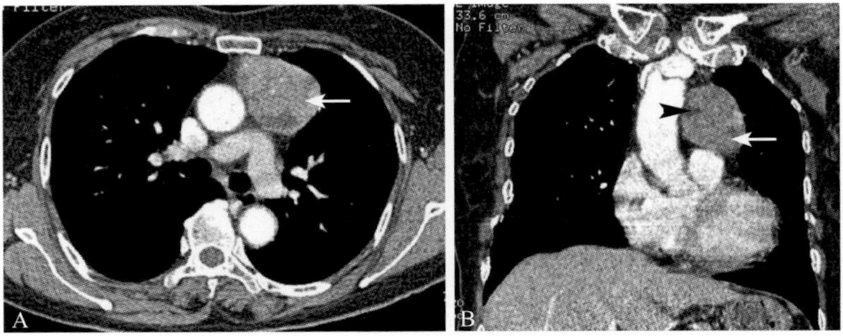

图 10-1　非侵袭性胸腺瘤

A. 轴位 CT 增强，纵隔窗显示前纵隔占位（箭示），强化不均匀，内可见高密度钙化点；B. 冠状位 CT 增强，显示病灶位于前上纵隔（箭示），略向左侧突出，与周围血管分界较清晰，其间可见低密度脂肪（箭头示）。手术病理示非侵袭性胸腺瘤

【临床概述】

（1）胸腺肿瘤主要包括胸腺上皮肿瘤（胸腺瘤和胸腺癌）、非上皮细胞肿瘤（胸腺神经内分泌肿瘤、胸腺淋巴瘤、胸腺脂肪瘤等）。

（2）胸腺瘤是最常见的胸腺肿瘤，包括非侵袭性胸腺瘤和侵袭性胸腺瘤，占原发性纵隔肿块的 15% ～ 20%。最常发生于 50 ～ 60 岁的患者，性别无明显差异。

（3）可无明显症状，20% ～ 30% 的患者可表现为邻近结构受压的相关症状。30% ～ 50% 的胸腺瘤患者可并发重症肌无力，而 10% ～ 30% 的重症肌无力患者可伴有胸腺瘤。

【CT 表现】

1. 非侵袭性胸腺瘤（图 10-1）

（1）大多发生在血管前间隙。

（2）多为 1 ～ 10cm 的边界清晰、圆形、椭圆形或分叶状的肿块。

（3）密度与正常人的胸腺密度相仿。

（4）常偏向一侧纵隔生长。

（5）较大的胸腺瘤可囊变，肿瘤内部或包膜可有钙化。

（6）增强 CT 扫描时肿瘤仅有轻度增强。

2. 侵袭性胸腺瘤

（1）多位于血管前间隙，可累及后纵隔，甚至可通过主动脉裂孔和食管裂孔向腹腔延续至腹膜后区。

（2）边缘不清的不规则形或分叶状肿块。

（3）密度较非侵袭性胸腺瘤不均匀。

（4）肿瘤可伴有囊变、坏死区，亦可有钙化。

（5）较易侵犯周围结构，如气管、大血管、纵隔胸膜和心包，主要表现为与相应结构间的脂肪间隙消失。

（6）增强扫描时强化较明显。

【鉴别诊断】 需与发生于前纵隔的其他病变相鉴别。

1. 胸腺增生　胸腺增大，但正常形态存在，密度较高。

2. 胸腺癌　边缘多不规则，边界不清，伴或不伴有低密度区，其内可伴钙化灶，但不常见。胸腺癌较胸腺瘤更多见发生远处转移，常转移至区域淋巴结、骨、肝和肺。CT 通常较难鉴别胸腺瘤与胸腺癌。

3. *胸腺脂肪瘤* 一种少见的、生长缓慢的、因组织生长失调而引起的良性胸腺肿瘤，由一层纤维包膜包绕着成熟的脂肪并含有残余胸腺。CT 图像上肿瘤内含有脂肪和胸腺成分，鉴别诊断较易。

4. *胸腺囊肿* 少见，包括先天性和后天性；先天性胸腺囊肿多为单房性，后天性胸腺囊肿多为多房性。大多数胸腺囊肿为后天性的，常继发于炎症、退行性变或肿瘤。壁薄或不可见，含有接近水的液体密度阴影，增强检查不强化，囊内可有分隔，有时还可见到囊肿壁钙化。

5. *霍奇金病及非霍奇金淋巴瘤* 胸腺淋巴瘤常引起胸腺均匀增大，可见分叶或结节，也可见囊样坏死区。同时出现胸腺肿块、纵隔肿块或纵隔其他部位有淋巴结增大，通常提示胸腺淋巴瘤，但不具有特异性。

6. *胸腺转移瘤* 肺癌和乳腺癌可引起，常累及纵隔淋巴结，但 CT 表现没有特征性。

7. *成熟畸胎瘤* 含有各种组织的混合物，CT 可见脂肪、软组织和钙化的密度，可与胸腺瘤鉴别。

【重点提醒】

（1）胸腺瘤几乎均位于前纵隔血管前间隙，可有囊变、钙化。

（2）CT 图像上鉴别侵袭性和非侵袭性胸腺瘤有一定困难。肿瘤与邻近的纵隔结构间是否存在脂肪间隙，不能作为判断有无侵袭性的依据。

（3）具有侵袭可能性的征象包括：与肿瘤相邻的心包肥厚、胸膜增厚、淋巴结肿大、胸腔积液或肿瘤包裹邻近纵隔结构、脂肪间隙不清、肿瘤和肺之间的分界不清等。

（4）虽然胸腺瘤可发生一定距离内的卫星转移，但不会发生血行转移，而胸腺癌则可发生全身转移。

二、畸 胎 瘤

【病例】 患者，男性，34 岁，前纵隔占位待查（图 10-2）。

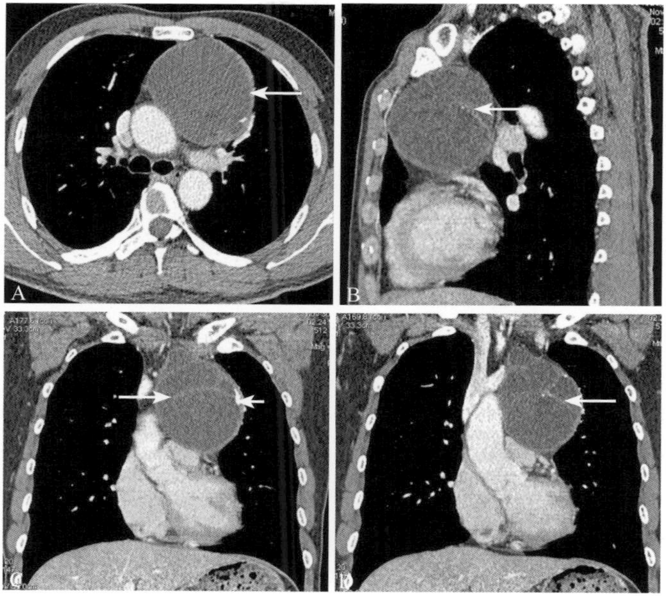

图 10-2 **畸胎瘤**

A. CT 增强轴位，示囊性病变（箭示）；B. CT 增强矢状位，示分隔（箭示）；C、D. CT 增强冠状位，显示前纵隔囊性占位，内见分隔伴钙化点（C 图，长箭示分隔，短箭示钙化点；D 图，箭示分隔），边界清晰。病理示：囊性畸胎瘤

【临床概述】

（1）起源于胚胎迁移过程中被滞留在纵隔内（主要是胸腺区）的原始生殖细胞。按其所含胚层的成分，分为成熟畸胎瘤、成熟囊性畸胎瘤（皮样囊肿）、不成熟畸胎瘤和恶性畸胎瘤。

（2）成熟畸胎瘤最常见，由分化成熟的组织所构成，最常见于儿童和年轻人。一般无明显临床症状。

（3）不成熟畸胎瘤发生于成人时，常有侵袭性，并表现为恶性倾向。恶性畸胎瘤除了不成熟或成熟的组织外，还包含恶性组织，预后不良，几乎均见于男性。

【CT 表现】

（1）畸胎瘤常见于血管前间隙，约 5% 位于中纵隔。

（2）多呈囊性并可见脂肪、软组织和钙化等多种组织成分，囊性和脂肪成分是特征性的 CT 表现，但并非良性征象。

（3）50% 的病例可见钙化，病灶中牙齿和骨骼很少见。

（4）10% 的畸胎瘤中有液体、脂肪，若有脂肪–液体平面时更具有特征性，囊内液体的 CT 密度不一，有的可达软组织密度。

（5）肿瘤的囊性区由于密度低，被周围组织环绕，增强扫描时可见壁的环形强化。

（6）皮样囊肿的囊壁多较清晰，厚度一般为 2 ～ 5mm。

（7）CT 有助于良恶性的鉴别。①良性畸胎瘤，通常轮廓清晰、表面光滑，多呈囊性，90% 含脂肪成分；②恶性畸胎瘤，轮廓不清，边缘有毛刺，多表现为实性肿块，较少含有脂肪成分（40% 的肿瘤中含有脂肪成分）。恶性肿瘤向周围脂肪浸润生长，增强扫描呈一过性显著强化。恶性畸胎瘤可产生胸腔积液或心包积液，且逐渐增多。

【鉴别诊断】　典型畸胎瘤是含有多种组织的混合物，CT 上有脂肪、软组织和钙化密度影，此种 CT 密度的多样性表现为畸胎瘤诊断提供了重要线索，并可借此与其他肿瘤进行鉴别诊断。

【重点提醒】

（1）典型的畸胎瘤可见脂肪、软组织和钙化等多种组织成分，钙化和脂肪成分是特征性的 CT 表现。

（2）皮样囊肿的囊壁显示较清晰。

（3）恶性畸胎瘤常轮廓不清，边缘有毛刺，多表现为实性肿块，较少含有脂肪成分，呈侵袭性生长，CT 增强呈一过性显著强化。

三、胸内甲状腺肿

【病例】 患者，女性，28 岁，体检发现前纵隔占位（图 10-3）。

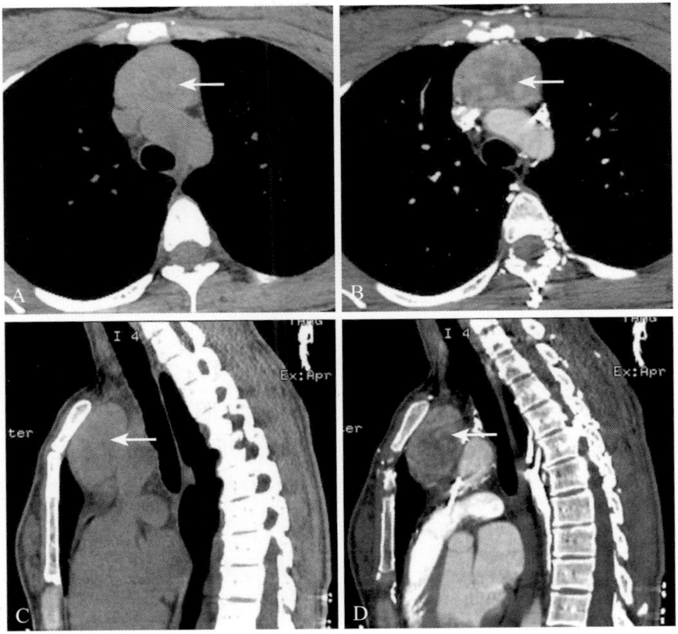

图 10-3　胸内甲状腺肿

A. 病灶最大层面 CT 轴位平扫，显示前纵隔占位（箭示），呈软组织密度，病灶内密度欠均匀，边界清晰，边缘光整；B. CT 增强轴位图像显示病灶呈不均匀明显强化（箭示）；C、D. CT 矢状位重组平扫（C）及增强（D）图像显示病灶位于前纵隔（箭示），与邻近血管分界较清晰

【临床概述】

（1）甲状腺紧邻胸廓入口，甲状腺肿大可延伸至纵隔内。胸内甲状腺肿中最常见的是结节性甲状腺肿，甲状腺癌和甲状腺炎相对少见。

（2）位于前纵隔的胸内甲状腺肿几乎都和甲状腺相连。甲状腺肿块最常向前生长。75% ～ 90% 的病例中，肿大的甲状腺延伸至心前间隙。

【CT 表现】

（1）有包膜，呈边缘清楚、光滑或分叶的肿块。

（2）平扫时因甲状腺组织含碘而密度高于邻近软组织。

（3）增强扫描呈较明显强化。

（4）CT 上病灶密度通常不均匀，可囊变、钙化。

（5）钙化可呈曲线状、点状或环状。

（6）提示病灶起源于甲状腺的主要征象

1）连续层面上观察肿块与颈部甲状腺相连。

2）至少部分肿块的密度较高。

3）注射对比剂后病灶明显强化。

4）病灶强化的持续时间长，至少为 2min。

【鉴别诊断】 胸内甲状腺肿，根据病灶的密度、强化方式、连续层面上观察病灶起源于甲状腺，较易做出诊断。

发生于异位甲状腺组织的胸内甲状腺肿，与正常位置的甲状腺无关联，但与正常甲状腺或甲状腺病变的密度及增强扫描病灶的强化方式相仿，可结合核医学、超声进行综合判断。

胸内甲状腺肿与颈部甲状腺肿一样，多为结节性甲状腺肿或良性甲状腺肿瘤，但有时病变的良恶性在 CT 上很难判断。

【知识拓展】 核医学和超声是甲状腺疾病的主要检查方法，CT 检查亦有价值。如巨大甲状腺肿压迫气管时，CT 可显示气管后和上纵隔有无肿块延伸。对于临床已确诊的甲状腺癌患者，CT 可以显示甲状腺癌是否侵犯喉、气管和食管，发现有无气管或食管旁淋巴结转移，有助于判断喉返神经是否受累，也可显示颈部或上纵隔有无淋巴结转移。

四、恶性淋巴瘤

【病例】 患者，女性，42 岁，纵隔占位待查（图 10-4）。

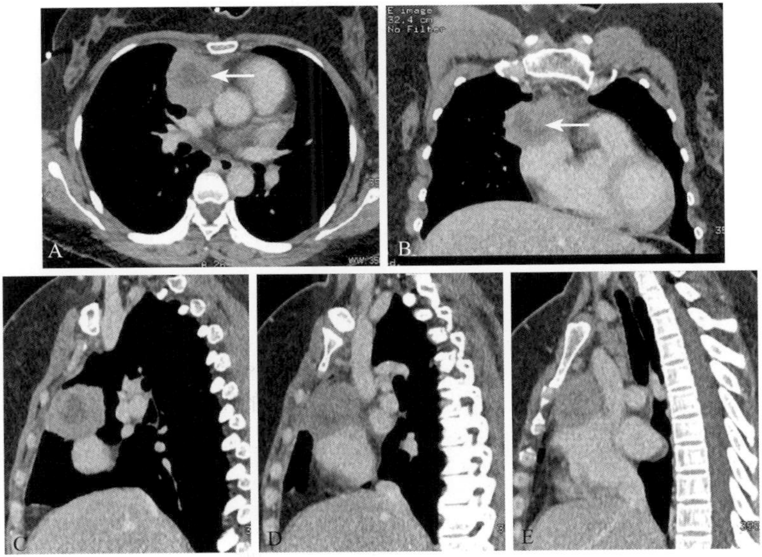

图 10-4　**霍奇金病**

A、B. CT 增强扫描轴位、CT 增强扫描冠状位重组图像示中纵隔占位（箭示），偏右侧，病灶形态不规则，注射对比剂后呈不均匀强化，病灶中心密度较低；C ～ E. CT 增强矢状位重组图像，显示病灶与周围血管的关系

【临床概述】

（1）淋巴瘤分为霍奇金病（HD）和非霍奇金淋巴瘤（NHL）。HD 较少见，占淋巴瘤的 25% ～ 39%，是引起纵隔疾病的较常见原因。

（2）HD 可发生于任何年龄，发病高峰期为 3 ～ 18 岁。HD 好发于纵隔，超过 85% 的患者伴有纵隔淋巴结增大，常见于上纵隔淋巴结（血管旁、气管前、主肺动脉旁）。

（3）NHL 好发于老年人，通常发生于 40 ～ 70 岁，平均年龄 55 岁，发病年龄较 HD 晚。NHL 包括很多不同的类型，具有不同的影像学表现和临床症状，病程及预后也不相同。

【CT 表现】

1. HD

（1）HD 患者伴有肺部结节时，约 85% 可出现多组淋巴结受累。

（2）部分患者仅可见一组淋巴结增大，但不常见。

（3）异常淋巴结为散在分布、边界清晰，也可边缘不规则。

（4）HD 患者中增大淋巴结表现多种多样，多呈软组织密度。

（5）增强扫描可发现淋巴结内低密度坏死（见图 10-4）；也可表现为密度不均匀，但不伴有明显坏死。

（6）纵隔结构如上腔静脉、食管和气管也可受累。

（7）淋巴结钙化点可出现在少数未经治疗而状况好转的患者中，但更多见于治疗后的患者。

（8）HD 的纵隔淋巴结增大较易累及胸腺；胸腺受侵时，肿块可突向两侧纵隔。

2.NHL

（1）NHL 患者出现单一淋巴结组受累更常见（图 10-5）。

（2）NHL 患者后纵隔淋巴结组受累比 HD 患者更常见。

（3）增大淋巴结或纵隔肿块由于坏死或囊变可形成局部密度减低区（图 10-5）。

（4）淋巴结钙化或肿块形成较少见。

【鉴别诊断】

1. *畸胎瘤*　可见脂肪、软组织和钙化等多种组织成分，囊性和脂肪成分是特征性的 CT 表现。

2. *胸内甲状腺肿*　在连续层面上观察多可显示病灶起源于甲状腺；异位的甲状腺组织与甲状腺无关联，但其密度也与正常甲状腺或甲状腺病变的密度相仿。

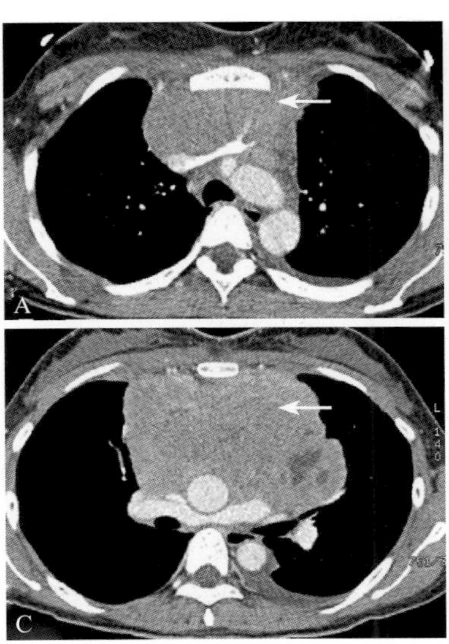

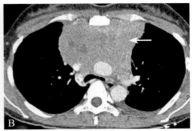

图 10-5 NHL

A ～ C. CT 增强轴位显示肿块位于前中纵隔（箭示），病灶巨大，增强扫描呈不均匀强化，并向周围浸润，邻近血管结构呈明显受压、移位改变

3. *胸腺瘤* 多为前纵隔圆形、椭圆形或分叶状的肿块，可见囊变，病灶内可伴有钙化。有时侵袭性胸腺瘤和淋巴瘤鉴别诊断较为困难，两者均可向周围浸润生长，但淋巴瘤多伴有其他部位的肿大淋巴结。

【重点提醒】

（1）恶性淋巴瘤包括 NHL 和 HD。两者共同的特点是都会累及纵隔淋巴结，但是方式不同。

（2）前纵隔淋巴结、内乳淋巴结、气管旁淋巴结及肺门淋巴结增大是 NHL 和 HD 的共同特征。

（3）35% 的 NHL 患者有上纵隔淋巴结（血管前及气管前淋巴结）增大。隆突下淋巴结、肺门淋巴结和心膈角淋巴结增大较为少见。后纵隔淋巴结的增大多见于 NHL（10%）（表 10-1）。

表 10-1　霍奇金病和非霍奇金淋巴瘤诊断对比

	霍奇金病	非霍奇金淋巴瘤
发病率	占恶性肿瘤的 0.5% ～ 1%	占恶性肿瘤的 3%
发病年龄	高峰期为 3 ～ 18 岁	高峰期为 40 ～ 70 岁；儿童患 NHL 较患 HD 更常见
胸部受侵	85%	40% ～ 50%
淋巴结受侵		
纵隔淋巴结	几乎全部胸部受累患者	约 75% 胸部受累患者
多个淋巴结组	85% 的淋巴结受累患者	60% 的淋巴结受累患者
单一淋巴结组	15% 的淋巴结受累患者	85% 的淋巴结受累患者
淋巴结跳跃性受侵	不常见	常见
肺受侵	10%	30%
分期	重要（Ann Arbor 会议分期）	不重要（组织学判断更有价值）

【知识拓展】

（1）HD 通常认为是单病灶起源，逐渐向邻近的淋巴结扩散，跳跃性播散极少见。与 HD 相比，NHL 被认为是多中心起源。NHL 患者必须进行腹部、骨盆及颈部的扫描，因其常见跳跃性播散。NHL 患者腹部受累比 HD 常见，约 50% 的 NHL 患者存在腹主动脉旁淋巴结病变，40% 的患者累及脾，15% 的患者累及肝。

（2）约 10% 的 HD 患者出现症状时已有肺部浸润，通常伴有纵隔和（或）同侧肺门淋巴结增大。约 15% 的患者确诊时伴有胸腔积液。积液常由淋巴管和静脉血管回流不畅引起，而非肿瘤侵犯胸膜所致。全身骨骼的播散性转移常出现溶骨和成骨并存（如象牙质脊椎）。

（3）NHL 淋巴结受累较 HD 更常见。胸内结外病变中 30% 的患者发生肺部受侵，45% 的患者出现胸腔积液或胸膜肿块，15% 的患者出现心包积液或肿块，10% 的患者可见胸壁受侵。NHL 患者胸腔积液常反映淋巴结回流受阻，并与胸膜或胸膜外肿块有关。

第二节　中纵隔常见肿瘤

支气管囊肿

【病例】　患者，男性，43 岁，体检发现纵隔病变（图 10-6）。

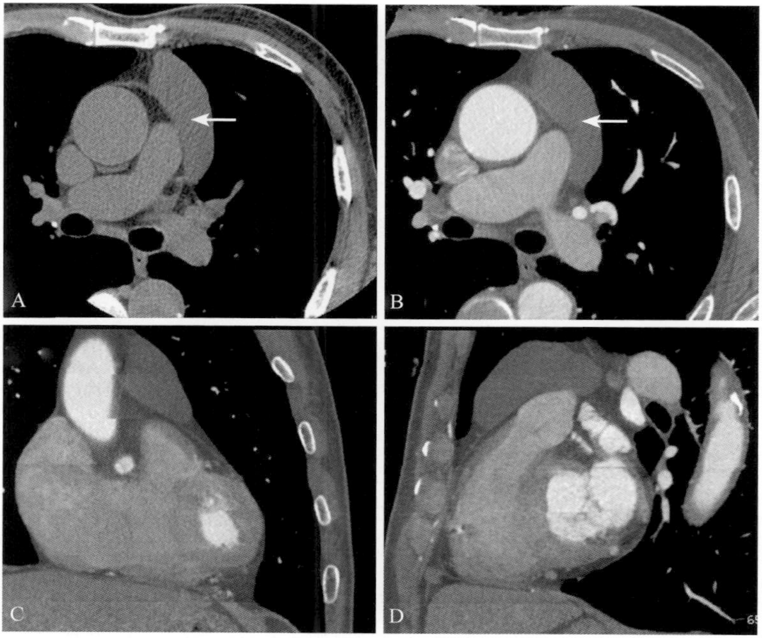

图 10-6　**支气管囊肿**

A. CT 平扫轴位示前中纵隔偏左侧的囊性病灶（箭示），类新月形，边界清晰，边缘光整，病灶内密度均匀；B. CT 增强扫描轴位、C. CT 增强扫描冠状位重组图像，示病灶边界清晰，无明显强化，与周围组织结构分界清楚（箭示）；D. CT 增强扫描矢状位重组图像示病灶紧贴心包

【临床概述】

（1）为纵隔囊肿的一种。可发生于纵隔的任何部位，但更常见于中纵隔和后纵隔。多数支气管囊肿与气管支气管树相连，在距隆突 5cm 以内。

（2）发生可能与肺芽始基发育障碍有关。

（3）囊内含有囊液，颜色为透明、乳白色或褐色；囊液内含有蛋白质，可能为浆液性或血性，高黏度或呈凝胶状。

（4）一般无明显症状，较大的支气管囊肿压迫邻近结构，如气管、隆突、纵隔血管，左心房可伴有症状。

【CT 表现】

（1）圆形或椭圆形、边缘光滑的病灶，囊壁薄，可见钙化。

（2）囊液密度均匀，根据性质的不同而呈不同密度，可为近似水样密度，也可为较高密度。

（3）若囊肿内密度较高时与实性肿块鉴别较为困难，增强扫描囊液无强化为鉴别要点。

（4）纵隔支气管囊肿含气或感染的情况远少于肺支气管囊肿。

【鉴别诊断】

（1）食管重复囊肿：常与食管相通；与支气管囊肿不同的是，其囊壁一般不含有软骨，两者在 CT 图像上鉴别困难。

（2）心包囊肿：多与横膈相连，并以右侧心膈角区多见。CT 上为接近水样密度的边界清楚病灶，偶尔囊肿内密度较高。有时较难根据 CT 图像对两者进行鉴别。

（3）纵隔假性囊肿：罕见，但有时可以通过主动脉裂孔、食管裂孔或膈肌缺损部位发生。CT 上显示为后纵隔低密度囊性病灶，一般位于心脏下后方、食管和主动脉前、腔静脉内侧。

（4）淋巴管瘤：在 CT 上的密度和水相似，但也可为更高密度或包含液体、实性成分和脂肪。淋巴管瘤可伴有血管畸形，通过静脉造影可确定诊断。

【重点提醒】 支气管囊肿为纵隔囊肿的一种，壁薄，密度均匀，多为水样密度，增强扫描无强化，主要需与纵隔内其他囊性病变鉴别。

【知识拓展】

（1）纵隔囊肿：大多数为先天性。有来源于气管和支气管芽的气管囊肿和支气管囊肿；来源于前肠芽的胃囊肿和胃肠囊肿；以及由于中胚层组织发育异常所致的心包囊肿和囊性淋巴管瘤。心包囊肿多为先天性，胸腺囊肿可能是先天性的也可能是后天性的。

（2）常见纵隔内囊性、低密度或充有液体的肿块

1）先天性或后天性囊肿（支气管囊肿 、食管囊肿、神经管原肠囊肿、心包囊肿、胸腺囊肿等）。

2）坏死或囊性肿瘤（生殖细胞瘤、囊性胸腺瘤、淋巴瘤）。

3）坏死性淋巴结肿大。

4）囊性淋巴管瘤（水瘤）。

5）胸椎脊膜膨出。

6）纵隔脓肿或血肿。

7）纵隔假性囊肿。

8）囊性甲状腺肿。

9）扩张、积液的食管。

10）心包积液。

第三节　后纵隔常见肿瘤

神经源性肿瘤

【病例】 患者，男性，38 岁，胸背部不适待查（图 10-7）。

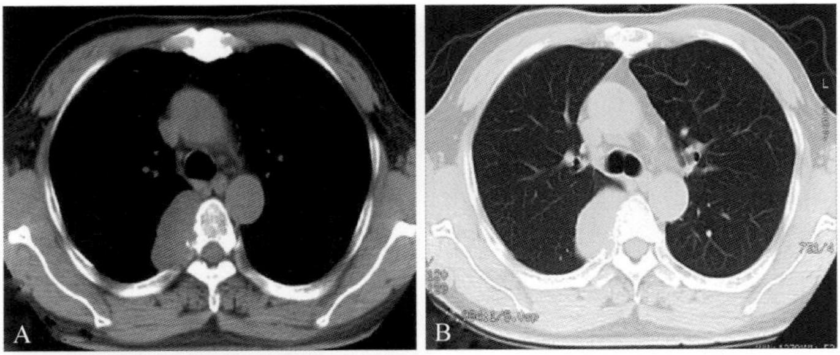

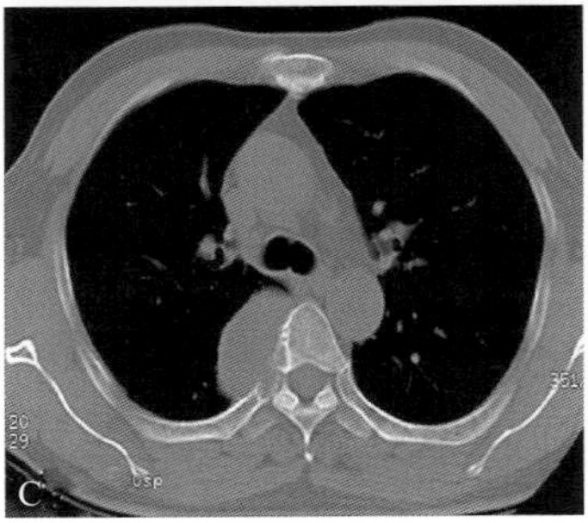

图 10-7　神经鞘瘤

A. CT 平扫轴位纵隔窗，病灶呈略低密度，边缘光滑，与邻近右侧椎间孔关系密切；B. CT 平扫轴位肺窗，示右肺下叶背段局部肺组织略受压、移位；C. CT 平扫轴位骨窗，病灶邻近肋骨及胸椎局部骨质吸收，骨质边缘尚清晰

【临床概述】

（1）神经源性肿瘤起源于周围神经和神经鞘。常见的包括神经鞘瘤、神经节细胞瘤、神经母细胞瘤、神经节神经母细胞瘤及神经纤维瘤，80% 的神经源性肿瘤为良性。

（2）成人中 75% 的后纵隔肿瘤是神经源性肿瘤；儿童中，85% 的神经源性肿瘤是起源于神经节的，而在成人中超过 75% 是起源于神经鞘的肿瘤。尤其是神经鞘膜瘤和神经纤维瘤更易发生于成人，而神经节神经母细胞瘤和神经母细胞瘤更易发生于儿童。

【CT 表现】

1. 起源于神经鞘的肿瘤

（1）神经鞘瘤（schwann 瘤）：多位于椎旁，圆形或椭圆形肿块，边界清晰，边缘光滑，可有分叶，多伴有神经孔扩大（见图 10-7）；大部分肿瘤密度较胸部肌肉密度低，部分呈软组织密度；注射对比剂后病灶不同程度强化，以边缘强化较为常见；小部分病例可见小钙化；偶可延伸至椎管内。

（2）神经纤维瘤：多位于神经干走行区，圆形、椭圆形或梭形，边界清晰；平扫呈等或稍低密度，注射对比剂后轻中度强化（图 10-8）；其中丛状神经纤维瘤呈广泛的梭形或浸润性肿块，沿着交感神经链、纵膈或肋间神经分布，其密度比肌肉低，CT 值为 15 ～ 20HU，肿块可见钙化和强化。

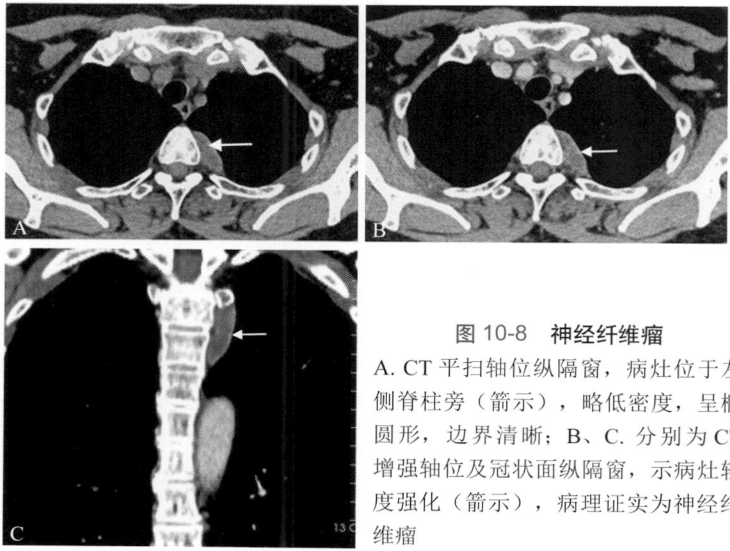

图 10-8 神经纤维瘤

A. CT 平扫轴位纵隔窗，病灶位于左侧脊柱旁（箭示），略低密度，呈椭圆形，边界清晰；B、C. 分别为 CT 增强轴位及冠状面纵隔窗，示病灶轻度强化（箭示），病理证实为神经纤维瘤

（3）恶性神经鞘瘤（恶性 schwann 瘤、神经肉瘤或神经纤维肉瘤）：相对少见，占神经鞘瘤 15%；一般较大，浸润性生长，形状不规则，密度不均匀，也可有钙化，但都不能作为确诊依据，与良性神经鞘瘤鉴别诊断困难。

2. 起源于交感神经节的肿瘤

（1）神经节细胞瘤：表现为椭圆形或腊肠状的椎旁肿块，典型的肿瘤位于第 3 ～ 5 胸椎旁。呈低或中等密度，注射对比剂后呈轻度或中度不均匀强化。仅依靠 CT 检查不能区别神经节细胞瘤、神经鞘瘤或神经纤维瘤。

（2）神经母细胞瘤：在 CT 上表现为无包膜、形状不规则的软组织肿块，肿瘤内出血、坏死、囊变而使密度不均，可见颗粒状或弧形钙化，注射对比剂后常呈不均匀强化。

（3）神经节神经母细胞瘤：影像学上与神经母细胞瘤无法区分，表现为大的光滑的球形肿块，也可为小的细长的腊肠状肿块。

3. 副神经节瘤　表现为主肺动脉窗或后纵隔等典型部位的软组织肿块，平扫图像上无明显特点，但增强扫描肿块显著强化。

【鉴别诊断】　神经源性肿瘤多边界清晰，脊柱旁多见，邻近椎间孔扩大，病灶可呈哑铃状，向椎管内延伸，密度不均匀，可见钙化，增强扫描可呈边缘强化、不规则强化或显著强化，诊断一般不困难，但是根据 CT 对不同神经源性肿瘤进行鉴别比较困难。

可以根据 CT 表现初步判断病灶的良恶性。良性者边缘锐利，可在邻近的椎体、椎间孔或肋骨上形成光滑的压迹；恶性者边缘较模糊并侵犯邻近结构。

【重点提醒】　CT 上各种神经源性肿瘤的表现相似，均为在一侧的脊柱旁区圆形或卵圆形、密度均匀的肿块。

【知识拓展】　纵隔分区：最常用的是纵隔的九分区法（见图 2-52）。各分区常见病变不同（见表 2-9）。

（高　丰　李　铭）

第 11 章

胸膜病变

第一节 胸腔积液

【病例】 患者，男性，56 岁，胸闷、呼吸困难 2 周（图 11-1）。

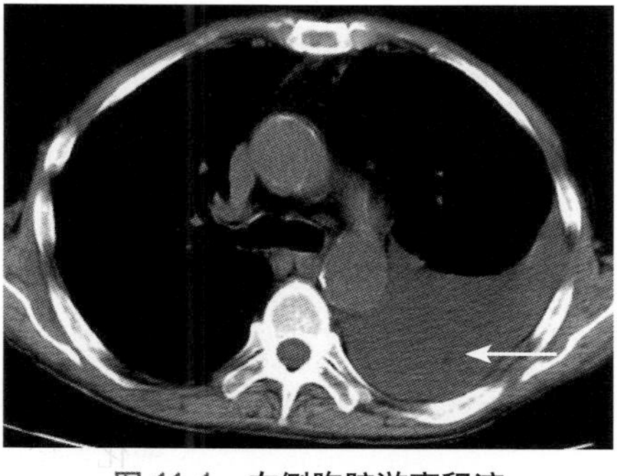

图 11-1 左侧胸腔游离积液

轴位 CT 平扫纵隔窗示左侧胸腔弧形水样密度影（箭示）

【临床概述】

1. 定义 任何原因导致胸膜腔内的液体形成过多或吸收减少所形成的胸膜腔内的异常液体积聚。

2. 临床表现 咳嗽、胸痛、呼吸困难，无特异性。

3. 分型 分为游离性积液、包裹性积液、叶间积液。

4. 积液类型

（1）漏出液：毛细血管静水压增高或渗透压降低所致。

（2）渗出液：常由侵及胸膜的炎症或肿瘤引起。

【CT 表现】

1. 游离性胸腔积液　在纵隔窗上显示为平行胸壁的弧形或新月形水样密度影，边界光滑整齐（见图 11-1），多位于低垂部位（见图 11-1，图 11-2）。大量积液时，肺组织可受压膨胀不全。

2. 包裹性胸腔积液　在纵隔窗上显示为自胸壁向肺野突出的凸透镜状液体密度影，宽基底与胸壁相连，与胸壁夹角呈钝角，边界光滑，可伴有胸膜增厚（见图 11-2，图 11-3）。

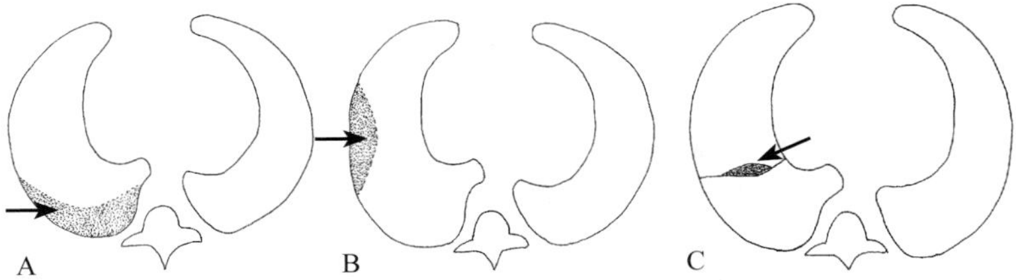

图 11-2　各型胸腔积液

A. 胸膜腔内游离性积液，呈新月形（箭示）；B. 胸膜腔内包裹性积液，呈凸透镜形（箭示）；C. 叶间积液，位于叶间裂间（箭示）

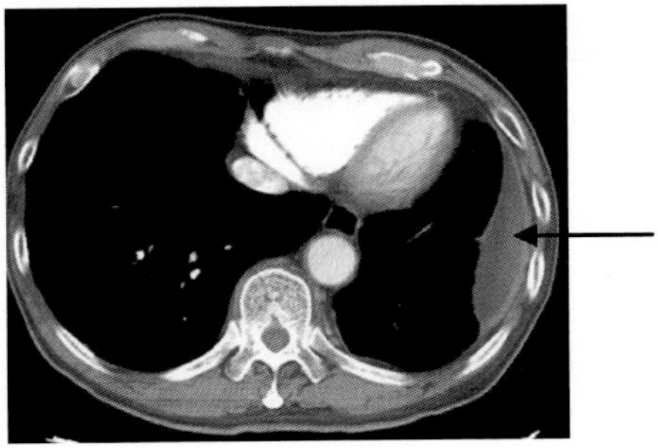

图 11-3　左侧胸腔包裹性积液

增强扫描图像上呈凸透镜状液体密度影（箭示）

3. 叶间积液　在纵隔窗上显示为位于叶间裂的梭形、片状或带状液体密度，常伴有叶间胸膜增厚（见图 11-2，图 11-4）。

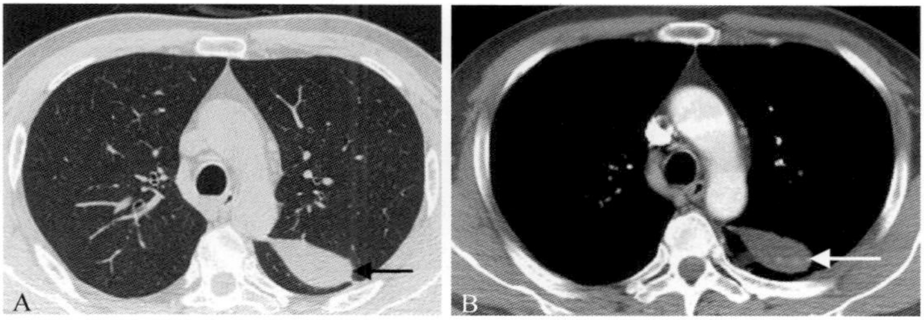

图 11-4　左侧叶间积液

A、B. 轴位 CT 增强扫描肺窗及纵隔窗，左侧斜裂见叶间积液（箭示）

【鉴别诊断】　胸腔积液与腹腔积液鉴别（表 11-1）。

表 11-1　胸腔积液与腹腔积液鉴别

	胸腔积液	腹腔积液
膈脚移位	+	—
与肝、脾界面	不清楚	清楚
液体位置	位于膈脚外侧	位于膈脚内侧
裸区征	液体可积聚于脊柱侧	液体不贴近脊柱侧

【知识拓展】　产生胸腔积液的原因较多（表 11-2）

表 11-2　胸腔积液产生原因

原因	举例
微血管循环静水压力增加	充血性心力衰竭
微血管循环渗透压降低	肝硬化、低蛋白血症
胸腔压力减低	肺不张
微血管循环通透性增加	炎症、肿瘤
淋巴引流受损	肿瘤、纤维化
腹部液体转运	腹腔积液

第二节　气　　胸

【病例】 患者，男性，35 岁，突发胸痛 2d（图 11-5）。

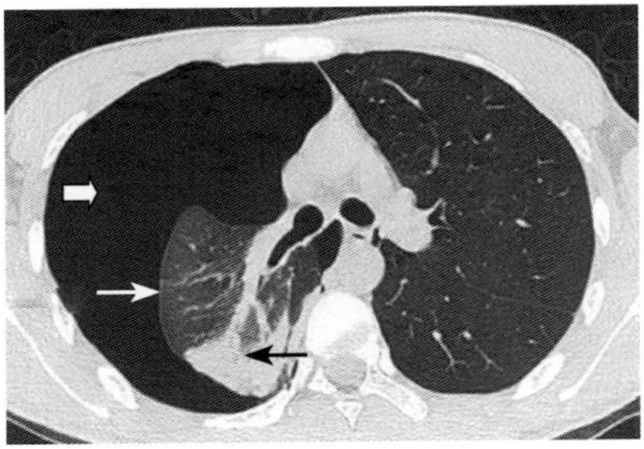

图 11-5　气胸

轴位 CT 平扫肺窗示右肺野外侧见无肺纹理气体密度影（短粗箭）及压缩的肺组织边缘（白箭），右侧肺组织塌陷向肺门聚拢，局部肺组织实变（黑箭）

【临床概述】

（1）定义：胸膜腔内出现气体。

（2）临床特点：进行性呼吸困难、胸痛，随胸廓运动而加剧。

（3）胸腔内气体吸收速率为每日 1.5%。

（4）气胸产生的常见原因：肺大疱破裂（最常见）、慢性阻塞性肺疾病、外伤、肿瘤、医源性气胸、气压伤等。

【CT 表现】

（1）CT 对于发现少量气胸较胸片更敏感、准确。

（2）胸膜腔内透亮气体影（见图 11-5）。

（3）含气区无肺纹理（见图 11-5）。

（4）气体多位于 CT 扫描体位上部。

（5）大量气胸时，肺组织可被压缩，悬于肺门，肺密度增高（见图 11-5，图 11-6）。

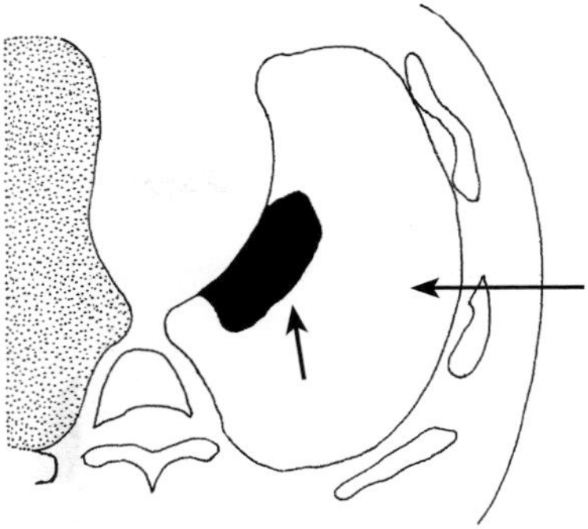

图 11-6　**气胸示意图**

大量气胸（长箭），左侧肺组织受压萎缩严重，悬于肺门处，压缩肺密度增高（短箭）

（6）气胸伴随胸腔积液或血胸时，形成气–液界面。

【鉴别诊断】 与肺大疱鉴别：肺大疱内气体不随体位变化而改变，且无脏层胸膜显示，动态观察气体体积增加慢。

【知识拓展】 张力性气胸影像特点：纵隔向对侧移位；重建图像示同侧膈肌低位；肺萎缩。

第三节 脓 胸

【病例】 患者，男性，26 岁，发热、胸痛 2 周（图 11-7）。

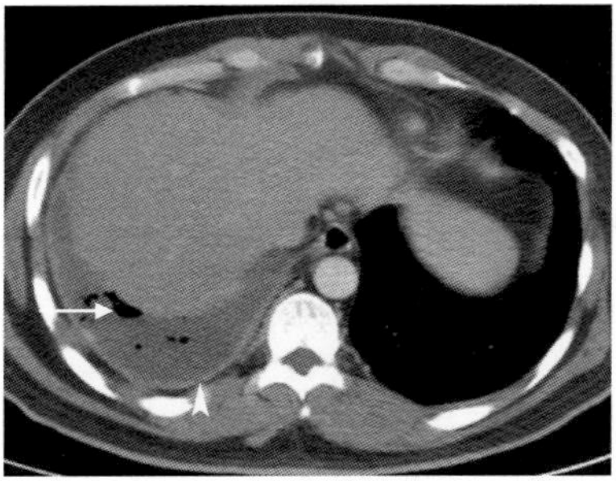

图 11-7 脓胸

轴位 CT 纵隔窗示右侧胸腔内可见不均匀液体密度及少许气体影（直箭），病变区胸膜增厚强化（箭头），可见胸膜分裂征

【临床概述】

（1）胸膜腔内有脓性渗出物。

（2）多继发于急性细菌性肺炎、肺脓肿、胸外科术后、创伤后。

（3）脓胸临床诊断标准是胸腔内严重化脓的积液；细菌革兰氏染色或细菌培养为阳性；胸腔积液内白细胞计数大于 5×10^9/L，且 pH ＜ 7 或葡萄糖水平＜ 40mg/ml。

（4）脓胸自然进展过程为渗出期、纤维脓性期、机化期。

【CT 表现】

（1）胸膜分裂征多见于脓胸的机化阶段，注射对比剂后，壁层、脏层胸膜增厚强化，两者因胸腔内脓液呈现分离状态（图 11-8）。

（2）外形呈凸透镜形、新月形。

（3）周围肺组织压缩。

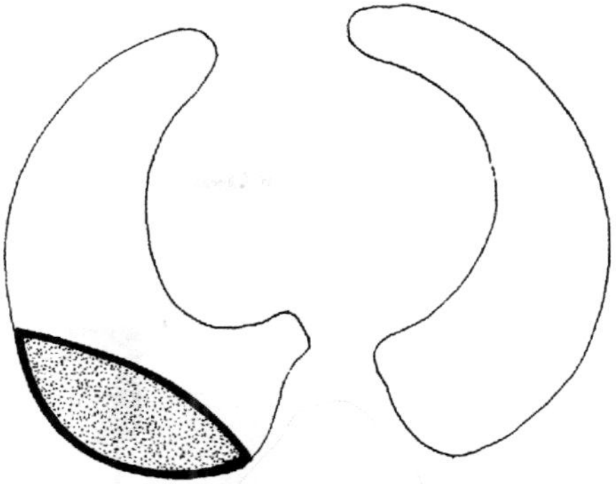

图 11-8　**胸膜分裂征**

脏层胸膜、壁层胸膜增厚分离，呈凸透镜形

【鉴别诊断】 脓胸需与肺脓肿鉴别（表 11-3）。

表 11-3　脓胸与肺脓肿鉴别要点

征象	脓胸	肺脓肿
外形	凸透镜状	圆形
与邻近肺组织关系	肺组织被脓腔压缩	与肺组织无明确边界
邻近肺血管、支气管	推移、折曲	截断
胸膜分裂征	+	—

【重点提醒】

（1）胸膜分裂征是脓胸较为特征性的 CT 征象。

（2）脓胸多呈凸透镜形、新月形。

（3）脓胸可扩散至胸壁，伴或不伴肋骨骨质破坏。

第四节　间　皮　瘤

【病例】

病例一　患者，女性，59 岁，查体发现胸膜病变，无症状（图 11-9）。

病例二　患者，女性，60 岁，胸痛 6 个月（图 11-10）。

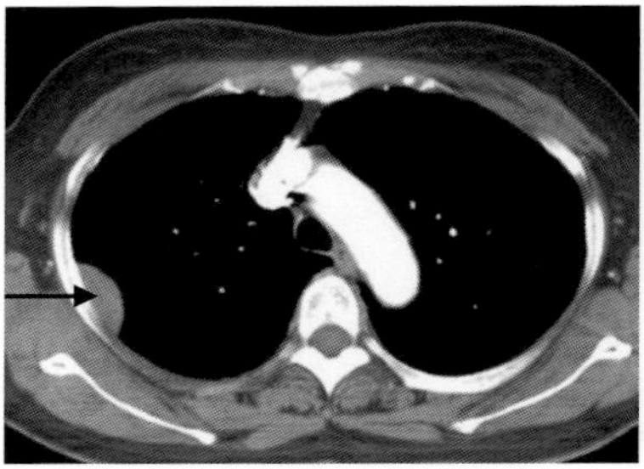

图 11-9　**局限性胸膜间皮瘤**

右侧胸腔内内缘清楚、孤立性软组织密度肿块影（直箭），宽基底与胸膜相连，邻近胸膜未见增厚

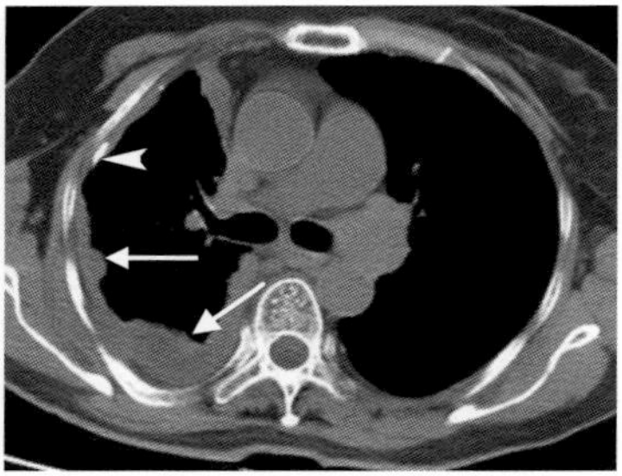

图 11-10　**弥漫性胸膜间皮瘤**

右侧胸膜多发结节样软组织密度影及胸膜弥漫性增厚（直箭），局部可见钙化（箭头）

【临床概述】

（1）间皮瘤为原发于胸膜的较多见的肿瘤，起源于胸膜的间皮细胞和纤维细胞，可位于胸膜的任何部位。

（2）起源于脏层胸膜或壁层胸膜，以脏层胸膜多见。

（3）间皮瘤分为局限性胸膜间皮瘤和弥漫性胸膜间皮瘤（图 11-11）。

（4）局限性胸膜间皮瘤多为良性；弥漫性胸膜间皮瘤为恶性。

（5）弥漫型胸膜间皮瘤与接触石棉有关。

（6）病理分为上皮型、纤维型、混合型。

（7）临床表现：局限性胸膜间皮瘤：一般无临床症状。弥漫性胸膜间皮瘤：胸痛、呼吸困难、咳嗽等。

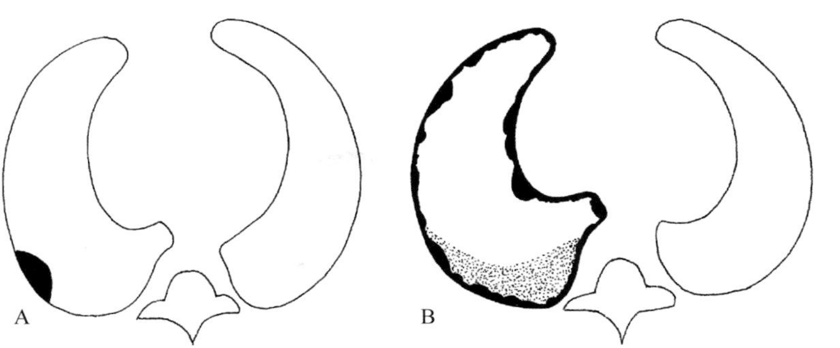

图 11-11 局限性和弥漫性胸膜间皮瘤

A. 局限性胸膜间皮瘤，可见一宽基底与胸壁相连的软组织密度结节影，内缘光滑、清晰；B. 弥漫性胸膜间皮瘤，可见弥漫性胸膜增厚及多发结节影，与胸壁宽基底相连，可见胸腔积液

【CT 表现】

1. 局限性胸膜间皮瘤（见图 11-9，图 11-11）

（1）多位于肋胸膜。

（2）类圆形、分叶状肿块。

（3）边界清楚、光滑。

（4）与胸膜呈钝角或锐角。

（5）增强扫描均匀一致强化。

2. 弥漫性胸膜间皮瘤（见图 11-10，图 11-11）

（1）胸膜广泛结节状或不规则状增厚。

（2）胸腔积液（95%）。

（3）累及纵隔胸膜时，出现纵隔固定。

（4）纵隔内可见肿大淋巴结。

【鉴别诊断】

1. 胸膜脂肪瘤　良性间皮瘤需与胸膜脂肪瘤鉴别，胸膜脂肪瘤呈脂肪密度，多伴有蒂，可随不同体位发生位置改变。

2. 转移瘤　可无胸腔积液（50%），一侧胸廓塌陷少见，可无明显症状。

3. 脓胸　少累及整个胸腔。

4. 淋巴瘤　伴有其他淋巴结病变，肝、脾肿大。

【重点提醒】 局限性和弥漫性胸膜间皮瘤鉴别（表 11-4）。

表 11-4　局限性和弥漫性胸膜间皮瘤鉴别

征象	局限性胸膜间皮瘤	弥漫性胸膜间皮瘤
范围	局限	广泛
病变结节	单一	多发
胸腔积液	—	+
纵隔固定	—	+
淋巴结肿大	—	+

【知识拓展】 良恶性胸膜增厚的鉴别（表 11-5）。

表 11-5　良恶性胸膜增厚的鉴别

鉴别点	良性	恶性
厚度	＜ 1cm	＞ 1cm
范围	不累及整个胸膜	累及整个胸膜
纵隔受累	—	+
边缘	光滑	结节状

第五节 转 移 瘤

【病例】 患者，男性，34 岁，侵袭性胸腺瘤病史，胸痛数周。（图 11-12）。

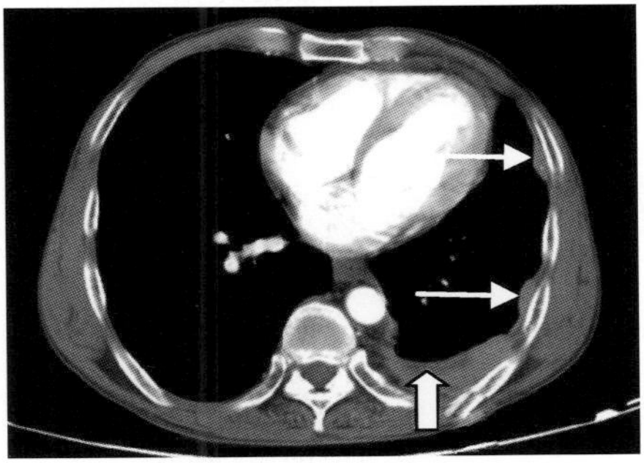

图 11-12 **胸膜转移瘤**

左侧胸膜可见多发结节样影，宽基底与胸膜相连（直箭），左侧胸腔内另见少许胸腔积液形成（粗箭）

【临床概述】

（1）胸膜转移瘤为最常见的胸膜肿瘤，约占胸膜肿瘤的 95%。

（2）通常为腺癌，原发部位常见于肺、乳腺、卵巢、胃等。其中肺癌约占 40%、乳腺癌约占 20%、淋巴瘤约占 10%。

（3）转移途径：血行转移、淋巴转移、直接播散转移。

（4）临床表现：20% 无临床症状；最常见的症状为呼吸困难；非特异性症状包括消瘦、厌食、无力。

【CT 表现】

（1）胸腔积液，最常见。

（2）伴有肿块的胸膜弥漫性增厚。

（3）多发或单发小的斑块状胸膜增厚（见图 11-12，图 11-13）。

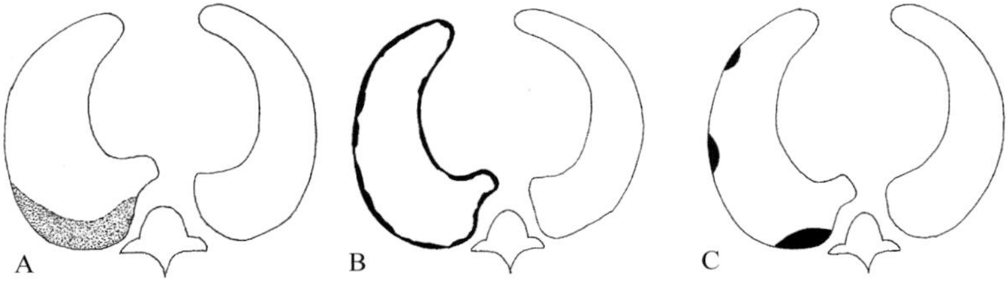

图 11-13　**胸膜转移瘤示意图**

A. 胸膜腔积液；B. 弥漫性胸膜增厚；C. 胸膜多发斑块

【鉴别诊断】　需与恶性胸膜间皮瘤鉴别，鉴别要点见本章第四节。

【知识拓展】

（1）转移瘤是引起胸腔积液的第二常见原因，仅次于充血性心力衰竭。

（2）胸水细胞检验对转移瘤诊断的敏感性达 60%。

（董　诚　赵丽琴）